国家卫生健康委员会"十四五"规划教材

全国中等卫生职业教育教材

供医学影像技术专业用

X 线摄影化学与图像处理

主 编　王　帅

副主编　于学寿

编　者　（以姓氏笔画为序）

于学寿（山东省莱阳卫生学校）

王　帅（南阳医学高等专科学校）

王雪梅（襄阳职业技术学院附属医院）

宁绍爽（南阳医学高等专科学校）

杨　蓉（红河卫生职业学院）

罗雪莲（铜陵职业技术学院）

郭　磊（山东省莱阳卫生学校）

人民卫生出版社

·北 京·

图书在版编目（CIP）数据

X 线摄影化学与图像处理 / 王帅主编 . —北京：人民卫生出版社，2023.9

ISBN 978-7-117-34575-0

Ⅰ. ①X⋯ Ⅱ. ①王⋯ Ⅲ. ①X 射线摄影–中等专业学校–教材 Ⅳ. ①R814.43

中国国家版本馆 CIP 数据核字（2023）第 046287 号

人卫智网	www.ipmph.com	医学教育、学术、考试、健康，购书智慧智能综合服务平台
人卫官网	www.pmph.com	人卫官方资讯发布平台

X 线摄影化学与图像处理

X xian Sheying Huaxue yu Tuxiang Chuli

主　　编：王　帅
出版发行：人民卫生出版社（中继线 010-59780011）
地　　址：北京市朝阳区潘家园南里 19 号
邮　　编：100021
E - mail：pmph @ pmph.com
购书热线：010-59787592　010-59787584　010-65264830
印　　刷：北京瑞禾彩色印刷有限公司
经　　销：新华书店
开　　本：850 × 1168　1/16　印张：8
字　　数：170 千字
版　　次：2023 年 9 月第 1 版
印　　次：2023 年 11 月第 1 次印刷
标准书号：ISBN 978-7-117-34575-0
定　　价：42.00 元

打击盗版举报电话：010-59787491　E-mail：WQ @ pmph.com
质量问题联系电话：010-59787234　E-mail：zhiliang @ pmph.com
数字融合服务电话：4001118166　E-mail：zengzhi @ pmph.com

修订说明

为服务卫生健康事业高质量发展,满足高素质技术技能人才的培养需求,人民卫生出版社在教育部、国家卫生健康委员会的领导和支持下,按照新修订的《中华人民共和国职业教育法》实施要求,紧紧围绕落实立德树人根本任务,依据最新版《职业教育专业目录》和《中等职业学校专业教学标准》,由全国卫生健康职业教育教学指导委员会指导,经过广泛的调研论证,启动了全国中等卫生职业教育护理、医学检验技术、医学影像技术、康复技术等专业第四轮规划教材修订工作。

第四轮修订坚持以习近平新时代中国特色社会主义思想为指导,全面落实党的二十大精神进教材和《习近平新时代中国特色社会主义思想进课程教材指南》《"党的领导"相关内容进大中小学课程教材指南》等要求,突出育人宗旨、就业导向,强调德技并修、知行合一,注重中高衔接、立体建设。坚持一体化设计,提升信息化水平,精选教材内容,反映课程思政实践成果,落实岗课赛证融通综合育人,体现新知识、新技术、新工艺和新方法。

第四轮教材按照《儿童青少年学习用品近视防控卫生要求》(GB 40070—2021)进行整体设计,纸张、印刷质量以及正文用字、行空等均达到要求,更有利于学生用眼卫生和健康学习。

前 言

本着传承、融合、创新的理念,在全国卫生健康职业教育教学指导委员会专家指导下,我们在《X线摄影化学与暗室技术》的基础上编写了《X线摄影化学与图像处理》,以适应中等卫生职业教育医学影像技术专业育人育才新要求。

本教材以培养医学影像技术人员为目的,以教师易教、学生易学为目标,坚持传承与创新相统一。结合当前基层医院对医学影像技术人才的要求及职业资格考核大纲,在《X线摄影化学与暗室技术》基础上删去了实用性较低的胶片冲洗技术,增加了数字影像基础理论。其中,第一至二章为模拟X线摄影相关知识、医学影像打印机及显示设备,第三至七章为数字影像的图像处理技术。

本教材各章节设置了"知识、能力、素质"三个维度的目标,将知识传授、能力培养和价值培养三者融为一体,既重视基础理论的学习、基本实验技能的训练,又重视医德医风教育,教育引导学生始终把人民群众生命安全和身体健康放在首位,尊重患者,善于沟通,提升综合素养和人文修养,成为德智体美劳全面发展的社会主义建设者和接班人。本教材还配有数字资源,包括PPT、自测题和视频。

本教材编者均为各职业学校的骨干教师,在教材编写前,各编委认真学习了编写要求,结合本专业的特点及社会的需要,对编写计划和编写内容进行了详细的讨论,根据自身教学、临床工作经验分工编写。本次修订得到各编者所在单位的大力支持,在编写过程中参考了相关著作和教材,在此一并表示衷心的感谢!

由于编者水平所限,教材内容定有不足之处,敬请广大师生及读者不吝指正,以便改进。

王 帅

2023 年 10 月

目　录

绪　论

绪论　数字资源

X 线摄影化学与图像处理包括传统 X 线摄影、数字 X 线摄影、数字减影血管造影（digital subtraction angiography, DSA）、计算机体层成像（computed tomography, CT）及磁共振成像（magnetic resonance imaging, MRI）等图像的处理技术。

掌握各种图像处理技术的有关理论，熟练地进行图像处理操作，为临床提供具有丰富信息的优质图像，是学习本课程的主要目的。

一、X 线摄影化学与图像处理

（一）X 线图像

X 线成像是由 X 线管发出的 X 线强度透过被检人体的组织结构时发生衰减形成的。由于各种组织的密度（p）、原子序数（Z）以及厚度（d）不同，因而各种组织对 X 线的衰减系数（μ）不同，使得穿过人体射出的 X 线强度不同而产生 X 线对比度（Kx），含有人体信息的 Kx 由屏 – 片系统（影像增强器、成像板或平板探测器）接收，再经过处理形成可见的光学影像。所以，X 线成像可以看作是 X 线透过人体内部器官的投影，这种不同的灰度差别即为任何一个局部所接受的辐射强度的模拟；从另一角度讲，是相应的成像组织结构对 X 线衰减程度的模拟。

1. 传统 X 线摄影　X 线的发现者威廉·康拉德·伦琴，于 1895 年 12 月 22 日利用 X 线成功地摄取了其夫人的手骨骼像，记录影像的感光材料是涂布在玻璃片上的，称为干板或硬片。1913 年美国研制成功两面涂有感光乳剂的胶片，该胶片称为软片。20 世纪 70 年代初，一种新型 X 线胶片——X 线 T 颗粒胶片问世，它与稀土增感屏相匹配，使 X 线照片影像质量有了很大的提高。我国影像工作者对此也有了一定的研究，并将研究应用于临床。目前，非银盐的感光材料已经问世。X 线胶片的质量不断提高，生产技术迅速发展。

2. 数字X线摄影　1983年,日本首先推出了他们的存储荧光体方式的计算机X线摄影(computed radio-graphy,CR)系统,并率先投入临床使用,从而解决了常规X线摄影数字化问题。1997年以后,数字X线摄影(digtal rdiography,DR)设备相继问世,为医学影像学全面实现数字化奠定了基础。数字X线摄影技术是传统的X线摄影技术与计算机技术结合的产物。

数字X线成像是采用成像板(imaging plate,IP)、平板探测器(flat panel detetor,FPD)等来代替屏-片系统作为X线信息接收器(检测器),应用各种探测器将X线信息转换成电信号,再经模拟/数字转换成数字化影像。数字X线成像包括CR、DR和DSA等。

数字X线成像获得的是数字化信息,可以通过计算机对图像信息进行各种处理,改善影像的质量,显示在未经处理的影像中所见不到的特征信息;可借助人工智能等技术对影像做定量分析和特征提取,可进行计算机辅助诊断(computer aided diagnosis,CAD);可将数字图像信息传输给影像存储与传输系统(picture archiving and communication system,PACS),实现远程诊断和远程医疗。

（二）CT

CT技术无论从成像装置、成像原理和图像重建,还是从图像处理和图像诊断,都与传统的X线成像有所不同。1972年英国工程师戈弗雷·豪恩斯弗尔德发明了CT。CT是自X线管发出的X线首先经过准直器形成很细的直线射束,穿透人体被检测层面;经人体薄层内组织器官衰减后射出的带有人体信息的X线束到达检测器,将含有被检体层面信息的X线转变为相应的电信号;再通过测量电路将电信号放大,由模/数转换器变为数字信号,送给计算机处理系统处理;计算机处理系统按照设计好的方法进行图像重建和处理,得到人体层面上组织器官衰减系数(μ)分布情况,并以灰度方式显示人体这一层面上组织器官的图像。

（三）MRI

1946年美国斯坦福大学的费利克斯·布洛赫和哈佛大学的爱德华·珀塞尔首先发现了磁共振现象,由此产生的磁共振波谱学被广泛地应用于物质的非破坏性分析。20世纪70年代磁共振用于医学成像,20世纪80年代磁共振快速地发展起来,成为医学影像新技术。MRI技术是在物理学领域发现磁共振现象的基础上,于20世纪70年代末继CT之后,借助计算机技术和图像重建方法的进展和成果而发展起来的一种新型医学影像技术。

MRI是通过对静磁场(B_0)中的人体施加某种特定频率的射频(radio frequency,RF)脉冲电磁波,使人体组织中的氢质子(^{1}H)受到激励而发生磁共振现象,当RF脉冲电磁波中止后,^{1}H在弛豫过程中发射出射频信号(MR信号),被接收线圈接收(检测器),再利用梯度磁场进行空间定位,最后进行图像重建而成像的。

二、教 材 内 容

随着我国影像技术的发展,X线摄影化学与图像处理的重要性被医学科学家们所认识,在影像技术专业中开设了本门课程,并将《X线摄影化学与图像处理》列入全国中等卫生职业教育教材。本教材包括医用X线胶片、自动洗片机、激光打印技术、图像质量管理、数字影像成像理论等内容。

三、学 习 方 法

学习时首先应掌握传统X线摄影及数字影像成像的基本理论、基本知识及基本技能,要做到理论与实践相结合,通过课堂学习,全面系统地理解摄影化学的理论知识、数字影像的理论基础及图像处理技术的知识。其次是上好实验课,通过实验,实践所学理论,增加感性认识,增强自己动手的能力。最后是重视医院实习。实习是在理论指导下的实际操作,是学习过程的重要环节,由此,进一步加深对有关理论的理解和记忆,同时,积累经验,不断提高X线摄影化学与图像处理的操作水平。

（王　帅）

第一章 医用 X 线胶片及增感屏的结构与分类

01章 数字资源

学习目标

1. 知识目标：掌握医用 X 线胶片的结构、种类及特点。
2. 能力目标：能够对医用 X 线胶片进行科学的管理。
3. 素质目标：培养扎实、严谨的工作作风和强烈的质量意识，具备良好的医患沟通能力。

第一节 医用 X 线胶片的结构

医用 X 线胶片，除一次成像摄影 X 线胶片外，按照乳剂涂布情况，大致可分为两类：双面涂布型胶片及单面涂布型胶片。双面涂布型胶片包括普通 X 线胶片、T 颗粒胶片、口腔用 X 线胶片。单面涂布型胶片包括软组织用 X 线胶片、CT 胶片、荧光缩影胶片、X 线复制片、激光胶片等。

一、双面涂布型胶片的结构

双面涂布型胶片也称双药膜胶片，其结构由内向外分为四层：片基层、结合膜层（防光晕层）、乳剂层和保护膜层（图 1-1，表 1-1）。

（一）片基层

片基层为一透明塑料薄膜，是 X 线胶片的支持体。片基的表面涂布感光乳剂，使整个

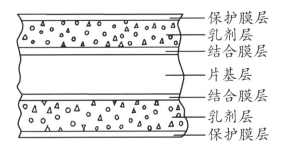

图 1-1 X 线胶片结构示意图

保护膜层
乳剂层
结合膜层
片基层
结合膜层
乳剂层
保护膜层

表 1-1　X 线胶片结构

项目	直接摄影用胶片	间接摄影用胶片
保护膜层	1.2μm	1.5μm
乳剂层	4.0~5.0μm	8.0~9.0μm
防光晕层	—	6.0~8.0μm
片基层	175μm	127μm
涂布银量	175μm	127μm
片基素材	聚酯	三醋酸聚酯
胶片形态	页片（盒装）	卷筒或页片

X 线胶片具有适当的硬度和平挺度,便于拿取和冲洗加工。片基材料分为纤维素酯和聚酯片基。早期应用的片基材料为纤维素酯。根据纤维素酯原料的不同,可分为硝酸纤维素酯及醋酸纤维素酯。前者易燃,后者不易燃,所以使用前者的胶片称为不安全片,使用后者的胶片称为安全片。现在应用的 X 线胶片都是安全片。从 20 世纪 50 年代开始,聚酯片基开始应用于 X 线胶片,聚酯片基可分为聚对苯二甲酸乙二醇酯(涤纶)及聚碳酯两种。涤纶片基具有不易燃烧、熔点高、热稳定性好、吸湿性小、收缩性低、机械强度高、耐拉、耐磨及耐撕等优点。我国目前使用的 X 线胶片基本上都采用了涤纶片基。

片基不但决定胶片的机械性能,同时也会影响胶片的成像性能,因此对于片基的理化性能有较严格的要求。

(1)厚度:片基的厚度影响片基的透光率、折光率及机械强度。一般 X 线胶片的片基厚度在 175~200μm。

(2)透明度及色泽:片基的透明度越高越好。由于无色的透明片基在观片灯下观看时会给观察者以发黄的感觉,所以一般都将 X 线胶片的片基制成浅蓝色,给观察者较舒适的感觉。

(3)耐光性:耐光性指片基在长时间光照下透明度变化的程度。经长期使用和存放,证实三醋酸纤维素酯及涤纶片基耐光性较聚碳酸酯片基好。

(4)机械性能:X 线胶片在生产、摄影及冲洗加工过程中,需多次经受多种机械力的作用,因而作为片基的材料必须有一定的机械强度和柔韧性。

(5)几何尺寸稳定性:X 线胶片在生产、使用过程中都要求具有严格的几何尺寸。

(6)导电性:片基材料均为不良导体,极易因摩擦而产生静电。电阻小的材料静电效应较小。

(7)化学稳定性:X 线胶片在制造和冲洗加工过程中,需与多种化学物质接触,因此要求片基具备一定的化学稳定性能,以免对乳剂产生不良影响。

（二）结合膜层

结合膜(底膜)是介于片基与感光乳剂的中间层。因片基属于憎水性材料而感光乳剂属于亲水性材料,所以两者不易牢固地黏附。由于结合膜的黏合作用,使乳剂在涂布及冲洗加工过程中不致分离和脱落。

(三)乳剂层

乳剂是 X 线胶片最重要的组成部分,由感光银盐和明胶组成。它涂布于片基上,吸收光线后与化学药液作用,形成可见影像。X 线胶片照相性能优劣,主要取决于感光乳剂的性能。感光乳剂的厚度在 10~20μm。感光乳剂涂布薄且又具有高感光度的 X 线胶片,其质量是较好的。

1. 感光银盐   感光银盐是卤素和金属银生成的化合物,总称为卤化银,是 X 线胶片感光的核心物质。感光银盐实际上是一种复合银,其主要成分为溴化银($AgBr$),其他尚有少量的氯化银($AgCl$)及碘化银(AgI)。按照乳剂的感光性能不同,有各种不同的配比。卤化银难溶于水,在光线作用下可分解出银(光解银)。在感光乳剂中的卤化银处于过饱和状态时,仅极小部分溶解,而绝大部分均呈晶体状态。卤化银的溶解度是指处于溶解状态的银离子和溴离子在单位体积内的含量。溶解度的大小将直接影响感光性能。卤化银的这些特性是用以制造感光材料的重要条件。

卤化银的颜色随其金属性的递增而变深。氯化银呈白色,溴化银呈淡黄色,碘化银呈深黄色。由于三种卤化银在乳剂中的溶解度不同,制备乳剂时卤化银在乳化时生成晶体的大小和速度也不同。卤化银晶体颗粒的尺寸与 X 线胶片的感光度、清晰度和分辨率都有密切的关系。因此,在保证一定感光度的前提下,要求颗粒越细越好,这样可以获得较高的清晰度和分辨率。X 线胶片的卤化银晶体较一般照相用胶片粗大,而增感屏荧光物质晶体颗粒远较卤化银颗粒粗大,因为 X 线胶片都与增感屏配合应用,所以 X 线胶片卤化银粗大些不影响使用效果。

氯化银、溴化银的晶体结构都属立体结构。按一定规律排列的晶体称为理想晶体,理想晶体在实际中是不存在的。在感光乳剂的制备中,由于配方、明胶类型和工艺条件等因素的影响,卤化银晶体颗粒呈多种形态。这些不按理想规则排列的具有某些缺陷的晶体,称为晶体的不完整性。晶体的不完整性,主要是由于晶体在形成过程中离子迅速聚集,因受外部因素的影响而导致各晶面生长不平衡所致。卤化银晶体的不完整性通常分为两类:一类属物理上的不完整性;另一类属化学上的不纯洁性。物理上的不完整性是指晶格的缺陷和偏离,例如点阵结构中的离子或原子在应该存在处缺失或在不该存在处出现,这种现象称为点阵缺陷。此外,在点阵正常的位置上离子或原子发生位移而使点阵偏离或歪曲,因而使质点间的距离改变,这种现象称点阵位错。卤化银晶体的上述不完整性破坏了理想晶体的固有平衡,造成晶体中的薄弱点。正是这种薄弱点才使卤化银晶体具有感光性能,而卤化银的理想晶体对光线不敏感。

2. 明胶   明胶由动物(如牛、猪等)的皮、筋、爪、骨等精制而成。它是一种蛋白质,由各种氨基酸组成。氨基酸有两种官能基,即氨基(—NH_2)和羧基(—$COOH$)。氨基呈碱性,羧基呈酸性,因此明胶是一种同时具有碱性和酸性的两性物质。明胶的作用有:

（1）介质和保护作用：在感光乳剂中，明胶起着使卤化银颗粒均匀悬浮的保护体作用，使卤化银颗粒不致沉淀和凝聚。明胶也是X线胶片乳剂层的成膜物质，所以它的理化性能对X线胶片的照相性能影响很大。

（2）吸收膨胀性：明胶在水中能吸收大于其自身体积几倍的水分而膨胀成胶冻状的半凝固状态。由于水分可以浸入，因此显影液、定影液中的物质可随之渗透进感光乳剂中，与卤化银起化学反应。在水洗过程中，又能将显影、定影时的残留化学物质洗净。

（3）热熔冷凝性：明胶吸水后仍附着于片基上，如果水温升高至30~40℃（明胶的熔点），明胶开始熔融，并与片基剥离。在X线胶片冲洗加工中称为胶片脱膜现象。另外，在碱性溶液中，明胶的膨胀更快，吸水量也更多。如果温度下降至22~25℃（明胶的凝点）或浸入酸性溶液中，明胶会挤出吸入的水分而复原成半凝固状态。明胶干燥后成为白色、稍有弹性的固体。

（4）提高感光度：明胶能与银离子相互作用生成不稳定的银胶络合物，此类络合物随后分解，生成硫化银和金属银，两者都能大幅度提高乳剂的感光度，并在卤化银的位错和缺陷处形成感光中心，而感光中心则是潜影形成的必要条件。

（5）坚膜作用：明胶的氨基和羧基易与铬盐、铝盐和醛、酮化合物相互作用，产生稳定的分子间键，从而提高明胶的熔点，增强乳剂膜的机械强度，这种作用称为坚膜作用。能使明胶产生坚膜作用的化学物质称为坚膜剂。明胶的坚膜作用对胶片的制造、保存和冲洗加工时的温度、湿度均有很大的意义。特别是冲洗加工过程中利用明胶的坚膜特性，采用酸性坚膜定影液，可使胶片的感光乳剂层进一步硬化。

（四）保护膜层

感光乳剂的表面涂有一层透明胶质或高分子材料作为保护膜，厚度大约在1μm。保护膜可以避免感光乳剂与外界直接接触，防止感光乳剂受到摩擦而产生摩擦灰雾、摩擦黑丝；保护膜还可减少感光乳剂受潮。也有在保护膜中加入二氧化硅等毛面剂，增加胶片表面的糙度，减少使用过程与增感屏粘搭的机会。

二、单面涂布型胶片的结构

单面涂布型胶片也称单药膜胶片（图1-2，图1-3），与普通X线胶片相比，此类胶片的保护膜较厚，一般在20μm左右。感光乳剂的原料和普通X线胶片大致相同。片基因具体片种及规格的不同略有差别。如一般卷片使用0.12~0.14mm的蓝色或灰色片基，100mm的页片使用0.21~0.23mm的片基。片基的另一面涂有抗静电层、防光晕层等附加层。防光晕层的作用是吸收摄影时多余的线，防止由于光线的反射产生光晕，从而避免影像模糊、清晰度下降，特别是对光强的部分，防止光晕干扰影像清晰度更显重要，图1-4示光晕的产生和防止方法。

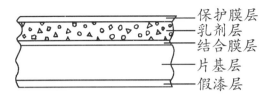

图 1-2　35mm 单面涂布型
胶片的结构示意图

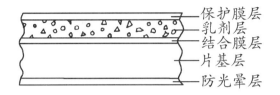

图 1-3　100mm 单面涂布型
胶片的结构示意图

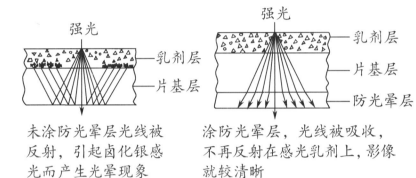

未涂防光晕层光线被
反射，引起卤化银感
光而产生光晕现象

涂防光晕层，光线被吸收，
不再反射在感光乳剂上，影像
就较清晰

图 1-4　光晕的产生和防止方法示意图

三、T 颗粒胶片

一般 X 线胶片感光乳剂层中的晶状体多是大小不等的球状颗粒（图 1-5），也有称作马铃薯状的颗粒。1963 年出现扁平颗粒技术。20 世纪 70 年代初，美国某公司推出了一种新型 T 颗粒胶片。T 颗粒胶片是将卤化银颗粒切割成扁平状，以预期的方式系统地排列，并在乳剂中加入品红染料，以增加影像清晰度的一种新型 X 线胶片（图 1-6）。扁平颗粒有两种类型；T-Mat 型颗粒和 ST 构造型颗粒。扁平颗粒的特点是表面积大且平整，长而薄，体积小，颗粒细。扁平颗粒涂布的银量少，其表面吸附一层感光色素，多对绿色光敏感。特点是成像清晰度明显提高，但感光速度慢。

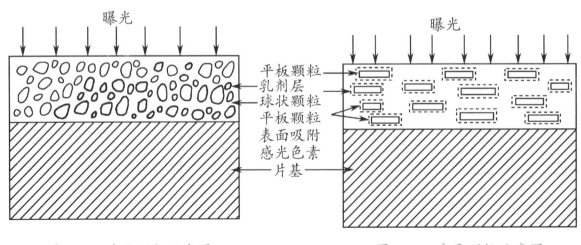

图 1-5　球状颗粒示意图

图 1-6　扁平颗粒示意图

第二节 医用X线胶片的种类及管理

一、医用X线胶片的种类

医用X线胶片按照乳剂涂布情况大致可分为两类：双面涂布型胶片及单面涂布型胶片；按用途分为普通X线胶片、口腔用X线胶片、软组织用X线胶片、CT胶片、荧光缩影胶片、X线复印制片、激光胶片等。

（一）普通X线胶片

普通X线胶片是X线摄影中应用最广的一种双面涂布乳剂的感光材料。目前临床应用的X线胶片多为通用型产品，能基本满足人体四肢、头颅、脊柱、胸部和腹部等部位的摄影要求。我国现行标准中规定的X线胶片规格见表1-2，国外X线胶片品种较多，除适用于一般部位的通用胶片外，还有适用于胃肠造影及高千伏摄影等检查的专用性强的胶片。

表1-2 我国现行标准中规定的X线胶片规格

规	格	每盒包装张数
习惯标准（英寸）/in	国际单位制单位/mm	
5×7	127×178	50/100
8×10	203×254	50/100
10×12	254×305	50/100
11×14	279×356	50/100
12×15	305×381	50/100
14×14	356×356	50/100
14×17	356×432	50/100

上述规格的胶片有时不一定完全符合临床实际工作的需要，可以自行改裁或向厂家订购特殊规格的胶片。在国产X线胶片的包装盒上，有明显的感光速度标记，标明Ⅰ型或Ⅱ型胶片。摄片时应根据胶片的感光速度设定曝光条件。国外X线胶片也有各种不同的感光速度标记，如日本的RX、RX-S，美国的RP、R等，其中RX-S及R代表较高的感光度。

随着自动洗片机的普及应用，普通X线胶片又分为高温快显型、普通型和通用型三种。高温快显型适用于高温下自动洗片机冲洗,普通型适用于常温下手工冲洗,通用型适用于上述两种冲洗加工方法。高温快显型胶片除在成像性能方面要求高温冲洗时灰雾度不超过常温冲洗外,对胶片的理化性能也有一定的要求:①有较高的熔点,以免在高温情况下引起脱膜;②含银量低,薄层涂布,易于加工时的药液渗透、扩散,并可缩短冲洗时间;③片基机械强度高,柔软度好,在高温机械输片过程中不易撕裂和脱膜。此外片基还要求吸湿性小,易于干燥。

(二)口腔用 X 线胶片

口腔用 X 线胶片是一种双面涂布乳剂的小尺寸 X 线胶片。国产品的主要规格为 30mm×40mm,另外还有 20mm×3mm(适用于儿童)、56mm×75mm(适合于咬合)。每盒口腔 X 线胶片有 25 张装、50 张装。

口腔用 X 线胶片的四角均为圆弧形。胶片一侧衬有铅箔,并夹在黑色遮光纸之间,使用内为黑色外为白色的柔软塑料袋密封包装。衬铅箔的作用为吸收胶片背面来的散射线,提高照片清晰度。近年来又有配用一张特制的软质、薄型增感屏的口腔专用 X 线胶片,可以大幅度地减少辐射剂量。一般口腔 X 线胶片的左下角有一凹点标记,这个凹点标记与包装袋上的凹点相吻合,摄片时做识别牙位之用。基层医疗单位,也可以利用普通 X 线胶片的边角料裁切成所需尺寸,用黑纸密封后使用。

(三)软组织用 X 线胶片

软组织用 X 线胶片适用于乳房、颈部等软组织部位的摄影。该类 X 线胶片属单面涂布乳剂,背面涂有抗卷曲、防静电的材料及防辉层,能够获得良好的清晰度和层次丰富的影像。

近年来已有配套用乳腺专用增感屏投入临床使用。屏 - 片配用后,辐射剂量可大幅度下降,影像细节也得以改善。有些不用增感屏的乳腺 X 线胶片采用单片包装的方式,每一张胶片都密封在一个防潮、防光的包装袋内,使用时不需在暗室中拆封、装片。密封袋用较硬纸质板衬底,可以随摄影部位弯曲而不损伤胶片。

(四)CT 胶片

CT 胶片属于单面涂布乳剂型的胶片,可用于 CT、MRI、放射性核素闪烁扫描术、超声(ultrasound, US)等荧光屏幕图像的记录。CT 胶片具有较高的感光度、清晰度及较大的宽容度,对荧光屏幕上发射的绿光较敏感,属于感绿胶片类型。

国内 CT 胶片的规格有 203mm×254mm(8in×10in)、355mm×431mm(14in×17in)等。每盒包装多为 100 张胶片。

(五)热敏胶片

热敏胶片是一种专门用于干式打印机的感光材料,不含卤化银,它的记录层由炭黑替代,可在明室内进行。胶片在干式打印成像过程中,原有的两层保护膜成像后脱落,形成一张薄膜图像,然后在炭黑层图像两面再各压一层保护膜。

1. 干式胶片的结构 干式胶片由感热层、保护层、背层和基层组成。

(1)感热层:为图像记录层,由显色剂微型胶囊和显色剂乳化物组成。

（2）保护层：由微细的无机原料和润滑剂组成。

（3）背层：由无光层和UV（ultraviolet，UV）吸收层（吸收层防紫外线，起安全作用）组成。

（4）基层：为聚酯蓝色片基，厚175μm。

2. 静发色特性与胶片的保存性　静发色特性是用300g/cm的压力，保持热力头与胶片接触，热力头加热到50~130℃，每接触5s记录一次温度与发色密度，最后绘出温度与密度关系曲线，称静发色特性。干式热敏胶片对温度敏感，在胶片的保存环境上要严格掌握。

（六）喷墨胶片

喷墨胶片分为彩色喷墨打印胶片与黑白喷墨打印胶片。胶片涂层分为辅助吸墨微孔、高光图像层、完全吸墨层、固化墨水层、白度控制层，正是由于它的这种特殊的微孔结构，使墨水通过高光图像层上的吸墨微孔进入完全吸墨层，并被固化在固化墨水层中，这就具备了很好的防水性，即使用水浸泡颜色也不会脱落，且干燥快。其涂层细腻平滑，亮度高，具备高密度、宽色域的特点。喷墨胶片采用的是与RC相纸同级的纳米级的二氧化硅材料，大幅度提高了打印质量，其材料机械强度大，几何尺寸稳定，透光性好，环保无污染，经过多次涂层处理而成，不仅适合正视，同时也适合透视，改变了传统的只能在观片灯下看的模式。

（七）激光胶片

激光胶片属于单面涂布乳剂型胶片，分氦氖激光型（HN型）和红外激光型（IR型）两种。它们的共同特点是通过激光打印机记录激光扫描的图像，具有极细微的乳剂颗粒，蓝色调或透明无色聚酯片基，背面涂有防光晕层。激光胶片用于CT、MRI、DSA、发射型计算机断层成像（emission computerized tomography，ECT）、US等扫描图像的记录。该类胶片均为全色片，对日光及常用红色安全灯的透射光敏感，在暗室装卸胶片时，应在全黑环境或在带有暗绿色滤光片的安全灯下操作。

当前，医用X线胶片正朝着低银、薄层、聚酯片基、T颗粒技术等系列化片种的方向发展。同时，随着高科技的发展，计算机网络技术在医学领域的应用，胶片的使用将会越来越少，直至进入数字成像的无胶片时代。

二、医用 X 线胶片的管理

X线胶片的各种性能可因存放的时间及环境而改变，所以应对胶片进行科学的管理。

（一）低温干燥下存放

未启封的胶片合适的储存温度为10~20℃，相对湿度应保持在30%~50%，高温储存可增加胶片的灰雾度，降低照片清晰度及对比度。已启封的胶片存放环境也应保持相应的温度和湿度，并在短时间内用完。

（二）避免各种光线照射

胶片应避光保存，一般放在铅箱内，同时应远离各种放射源。避免胶片感光产生灰雾。

（三）胶片放置

胶片在运输及储存过程中均应保持竖放,避免摩擦及重压,防止胶片卷曲,导致人工伪影。

（四）防有害气体

胶片保存时应避免接触有挥发性的甲醛、乙醛、氨及硫化氢等,以防胶片被侵蚀,增加灰雾。

（五）有效期内使用

在片盒标明的有效期内使用胶片,胶片超过有效期后,灰雾度大,清晰度差。

第三节 增感屏的结构与分类

一、增感屏的结构

增感屏的典型结构可分为四层（图 1-7）。

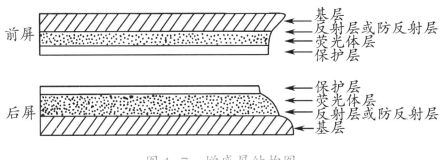

图 1-7 增感屏结构图

（一）基层

基层是荧光体的支持物,又称基底层或屏衬底,相当于胶片的片基。一般用白卡纸经树脂处理或纸与聚酯塑料黏合而成,厚度约 35μm。

（二）荧光体层

荧光体层是增感屏的核心层面,由荧光物质、激活剂和胶结剂组成,层厚约 16μm,在 X 线的激发下产生可见荧光,使胶片感光。

（三）反射层或防反射层

高感光度增感屏在荧光体层与基底层之间加有反射层,可使向背面发散的荧光反射回胶片再度利用,所以增感效率提高,但影像清晰度变差。高清晰度增感屏在荧光屏体层与基底层之间加有防反射层,可将背面发散的荧光吸收掉,以提高影像清晰度,但增感率下降,其材料多为吸光物质,如炭黑和深色染料。

（四）保护层

保护层由能透过荧光及 X 线的一种防水材料构成,厚度约 3μm,覆盖于荧光体层表面,能起到防机械损伤、防静电效应和防污染的作用。

二、增感屏的分类

（一）按荧光物质分类

1. 钨酸钙增感屏　钨酸钙（CaWO₄）是一种受X线照射能激发出可见的蓝紫色光线的感光物质。用钨酸钙制作的增感屏具有发光效率稳定、照片斑点少等较好的成像性能,所以自1896年出现至今仍作为通用型增感屏被普遍使用。但因其增感效率和发光效率相对较低,在X线摄影的某些领域应用受限。

2. 稀土增感屏　1972年稀土增感屏应用于临床摄影,之后稀土屏的研制和应用日益广泛。稀土屏的最大特点是对X线的吸收率高、发光效率高和增感作用强,能有效降低X线的辐射剂量,但同时增加了X线照片斑点出现的可能。

稀土元素是钇系和镧系15种元素的总称。稀土增感屏是用稀土化合物加上激活剂涂布而成。常用的稀土屏按其发出的荧光光谱不同分为两类（表1-3）。一类是发光光谱在蓝紫色光区的蓝光系统屏,需与蓝敏胶片匹配使用;另一类是发光光谱在黄绿色光区的绿光系统屏,需与绿敏片匹配使用。

表1-3　增感屏的发射光谱与性能

	荧光物质	发射光谱/nm	荧光色调	发光效率
蓝光系列	钨酸钙（CaWO₄）	420	蓝	3.0
	溴氧化镧:铽（LaOBr:Tb）	415.439 495.540	蓝	16.0
	硫氧化钇:铽（Y₂O₂S:Tb）	415.418 436.440 545.622	蓝-白	18.0
	氟氯化钡:铕（BaClF:Ea）	385	紫	13.0
	硫氧化镧:铽（La₂O₂S:Tb）	490.540 588.620	绿	12.5
	硫氧化钆:铽（Gd₂O₂S:Tb）	495.545 580.625	绿	15.0

（二）按增感效率分类

1. 低速增感屏　荧光物质颗粒细小,涂层薄,故增感效率低,但荧光扩散小,因而影像清晰度高,常称为高清晰度屏。

2. 中速增感屏　荧光颗粒和涂层厚度均适中,既有足够的增感效率,又有良好的清晰度,因其通用性强而广泛用于各种摄影。标准屏采用的是中速钨酸钙屏。

3. 高速增感屏　荧光颗粒粗大,涂层厚,故增感效率高,但因荧光扩散严重和照片斑点增加,使影像清晰度变差,多用于体积厚或密度高的肢体摄影。

（三）按位置前后分类

1. 前屏　指粘贴于暗盒前面内侧的屏,荧光体层朝向胶片。因前屏接受的 X 线量比后屏略多,故荧光体层涂布较薄,有利于较多的 X 线到达胶片及后屏,以保持胶片双面感光量近似相等,从而使照片两侧影像密度趋于一致。

2. 后屏　指粘贴于暗盒背面内侧的屏,荧光体层与前屏相对,且厚度较厚,为前屏的 1.5~3 倍,发出的荧光量较多,但成像清晰度差。故有的后屏在背面衬有一层铅箔,用以吸收散射线,提高清晰度。以入射光线为 100%,前屏可吸收入射光线能量的 30%,后屏仅吸收入射光线能量的 18%,其余为不易吸收的硬线而透过增感屏。因此,增感屏前后屏的使用不能颠倒。

（四）按用途分类

1. 乳腺屏　乳腺屏是与单面药膜乳腺胶片匹配使用的软组织摄影专用屏,其荧光体颗粒细小,薄层涂布,要求达到较高的分辨率及清晰度,以显示 X 线吸收差异较小的组织之间的影像层次。

2. 牙科屏　牙科屏是口腔片内配有一次性使用的单面增感屏,其结构特点是荧光体颗粒细小和薄层涂布。

3. 高千伏屏　适用于管电压为 120kV 以上的高千伏摄影。针对高千伏摄影时散射线较多的弊端,在该屏背面附有一层较薄的铅合金箔,用以吸收散射线,提高影像质量。

4. 连续摄影屏　是与快速换片机相配合使用的专用屏,具有增感效率高、表面耐磨、防静电效果好并且余辉时间短的特点,以适应短时间内连续摄影的需要。

本章小结　本章节按照医用 X 线胶片的分类讲解各种胶片的结构引导学生学会分析胶片质量及如何改善胶片的成像效果。医用 X 线胶片的结构、种类及特点是本章的学习重点。

（郭　磊）

思考题

1. 简述双面涂布型胶片的结构。
2. 简述医用 X 线胶片的种类。

第二章 ｜ 医学影像打印机及显示设备

02章 数字资源

1. 知识目标：掌握医用影像显示器、自动洗片机、激光打印机的基本结构和工作程序。熟悉各型打印机的优缺点及自动洗片机对胶片和药液的要求。了解医用打印机、医用影像显示器、自动洗片机、激光打印机的维护。
2. 能力目标：能正确使用自动洗片机、医用打印机等各式打印机进行日常胶片处理和打印，能对以上设备进行日常维护。
3. 素质目标：培养自主学习能力、团队协作能力，能跟踪学习专业前沿理论应用发展。

第一节　医用打印机及影像显示器

一、医用打印机及影像显示器的分类

（一）医用打印机

1. 根据感光和显像方法，医用打印机分为激光打印机和热敏打印机。

（1）激光打印机：激光打印机均使用激光直接扫描胶片使之感光。但根据显像环节的方法不同又分为湿法显像（显、定影冲洗显像）的湿式激光打印机和热显像的干式激光打印机。

（2）激光打印机：热敏打印机成像过程只有热的介入而使胶片显像。有热敏头直接热力显像（打印）和热升华显像两种。

2. 根据激光源的性质不同，医用激光打印机分为氦氖激光打印机和红外激光打印机。

（1）氦氖激光打印机：氦氖激光打印机使用氦氖气体激光发生器。氦氖气体激光发生器是气体激光器，具有稳定性好、聚焦性能好（激光束可以被聚集到原子级，再加上选用特殊的超微粒激光胶片，可获得较高的影像清晰度）、造价低等优势。其波长为633nm，接通激光器后需要预热10min，达到一定温度后才能运转。

（2）红外激光打印机：红外（半导体）激光打印机采用半导体激光发生器。半导体激光发生器具有调制速度高、寿命长、体积小、效率高、直接调制输出方便、抗震性能较好等特点。半导体激光的波长为670~820nm，在红外线波段范围内，因此，经常称为红外激光打印机。

3. 根据成像过程是否有湿法冲洗环节，医用打印机分为湿式激光打印机和干式打印机。

（1）湿式激光打印机：湿式激光打印机是在激光感光后采用湿法显像技术的打印机。该打印机拥有优秀的成像质量，尤其是优良的对比度表现力，广受青睐。其缺点是在显像环节需要配备胶片冲洗设备（洗片机），经过显、定影冲洗成像。因此，影响影像质量的因素增多，且消耗水资源，污染环境，长期接触带刺激性气味的化学冲洗药液对操作者有潜在危害。

（2）干式打印机：干式打印机有干式激光打印机和直接热显像打印机两种。在完全干燥的环境下、不需要冲洗胶片的化学药液、无须配备供排水系统即可打印成像。干式打印机不需要专门的暗室，可安装在影像设备的操作间使用。因其无化学药液的消耗和污染，是环保型硬拷贝设备。

（二）医用影像显示器

1. 按照显示原理和技术类型分类　主要有阴极射线管（cathode ray tube，CRT）式显示器、平板液晶式显示器和医用影像投影仪三种。

2. 按照显示屏外观分类　可分为直画面的"竖屏"显示器，横画面4∶3的"横屏"显示器，以及横画面16∶9的宽屏显示器三种。"竖屏"显示器是为了适应传统14in×17in胶片竖直画面阅读影像的习惯和规则而设计的。

3. 按照显示荧光屏的分辨率分类　可分为1K（意指显示荧光屏的扫描线数为1000行）、1.5K、2K等显示器。

4. 按照显示荧光屏的可显示像素数量分类　可分为2MP（1K——1600×1200）、3MP（1.5K——2048×1536）、4MP（2560×1600）、5MP（2K——2560×2048）显示器，MP表示百万像素（mega pixel）。

5. 按照显卡视频输出接口以及显示器数量分类　可分为单头单屏、双头双屏、四头四屏、八头八屏（用于会诊读片）。"头"表示显卡的视频接头。

6. 按照应用用途分类　可划分为三级：诊断级显示器、浏览级显示器、教学级显示器。

二、医用打印机及影像显示器的结构

（一）医用打印机的结构

1. 干式激光打印机的构造　干式激光打印机主要由控制板、片盒、供片滚动轴、激光成像组件、热鼓显像组件、机壳等组成。其中激光成像组件及热鼓显像组件是干式激光打印机的关键部件。

2. 湿式激光打印机的构造　包括打印系统、胶片传输系统、打印接口、信息传输和存储系统、控制系统等部分。

（二）医用影像显示器的结构

1. 阴极射线管（CRT）型影像显示器　由外壳、阴极射线管、高压嘴、显像管电路、偏转装置、视频电路和主电路板等部分构成的。CRT 是一个电真空器件，由电子枪和荧光屏构成。电子枪是阴极射线管的主要组成部分，包括灯丝、阴极、栅极、加速阳极和聚焦极。CRT 在加电以后，灯丝发热，热量辐射到阴极，阴极受热即发射电子，在偏转线圈产生的磁场作用下，电子束按照要求偏转，并扫描在 CRT 玻璃屏内壁涂覆的荧光粉上，电子束的动能转换成光能，从而显示出光点，由光点矩阵组成影像。

荧光屏采用磷涂层（荧光粉），荧光粉的材料是多种金属的化合物。不同的材料维持亮度的时间不同，称作余辉时间，有长余辉、中余辉、短余辉等各种 CRT。在专业显示器上常用的荧光粉类型为 P45 和 P104。P45 荧光粉生成偏蓝的影像，而 P104 荧光粉则生成偏黄的影像。

2. 液晶显示器　液晶显示器的关键部件为液晶面板。液晶是一种规则性排列的有机化合物，它是一种介于固体和液体之间的物质，目前一般采用的是分子排列，最适合用于制造平板液晶显示器的是 Nematic 细柱型液晶。常见的液晶面板类型有 4 种，目前广泛使用的是薄膜晶体管液晶显示（hin film transistor liquid crystal display，TFT-LCD）型显示器。它采用"背光"原理，使用灯管作为背光光源，通过辅助光学模组和液晶层对光线的控制来达到理想的显示效果。

液晶面板主要是由两块无钠玻璃夹着一个由偏光板、液晶层及彩色／单色滤光片构成的夹层所组成。偏光板、彩色／单色滤光片决定了有多少光可以通过液晶层，以及生成何种颜色或灰阶的光线，从而显示出彩色或灰阶影像。液晶本身并不能发光，它主要是使用背光光源，并通过电压的更改产生电场而使液晶分子排列产生变化，达到对背光光源光线的控制来显示影像。目前平板液晶显示器一般采用冷阴极荧光管作为背光光源。冷阴极荧光管内充满惰性气体和微量水银，并在玻璃管内壁涂有荧光粉，当加高电压到管两端的电极上时，两极便开始放电，水银会因电子或充入的惰性气体的原子等相互碰撞而被激活，发出紫外线，紫外线再激活荧光粉发光。

三、医用打印机及影像显示器的主要技术参数

（一）打印机主要技术参数

打印机主要技术参数有打印速度、供片通道数、最小密度和最大密度、分辨率、带设备量等。

1. 打印速度　高速打印意味着大吞吐量，可适应多影像设备的联机打印工作需要。大胶片、高分辨率，打印速度慢；小胶片、低分辨率，则打印速度相对较快。

（1）8in×10in 胶片；每小时可打印 160 张（23s/ 张）；首张处理打印时间为 57s。

（2）14in×17in 胶片；每小时可打印 100 张（36s/ 张）；首张处理打印时间为 76s。

（3）8in×10in 乳腺专用高分辨率胶片：每小时可打印 140 张。

2. 供片通道数　多供片通道一般可配置 1~3 个供片通道，即经过硬件配置和软件设置，最多可配置如下任意三种胶片组合同时在线使用：8in×10in 胶片、10in×12in 胶片、11in×14in 胶片、14in×14in 胶片、14in×17in 胶片，以适应影像科的多种临床需求。

3. 最小密度和最大密度　最小密度和最大密度胶片是打印机的配套材料，各厂家之间不能混用。要求打印出的照片其最小密度在 0.2~0.23，最大密度在 3.0~3.3。

4. 分辨率　每英寸 508 点（508 points per inch，ppi）像素点尺寸：25~50ums 灰度分辨率可达 16 384 级（14 位）。14 位像素字长比 12 位像素字长具有更高、更细致的灰度分辨率。

5. 带设备量　现在大部分打印机能带 16 台设备。

（二）医用影像显示器的主要技术参数

1. 光亮度　是指单位面积上的发光强度，其单位是坎德拉 / 平方米（cd/m^2）。

人眼进行影像分辨的主要参数为：物体与背景的亮度差以及人眼检测细节的能力（即视觉灵敏度）。如果背景亮度太小医生将不习惯，且环境影响因素大。一般读片灯箱亮度为 500fl，因此医用影像显示器的亮度最好也能达到同等的要求。

2. 噪声　主要分为系统噪声和空间噪声两部分。

（1）系统噪声：①影像成像设备引入的噪声；②由显示器模 / 数转换引入的量化噪声；③由显示器亮度涨落引入的噪声，包括显示器电子线路噪声、CRT 电子束散射噪声以及电子束偏转电路噪声等。

（2）空间噪声：主要是由于 CRT 荧光材料的颗粒结构引起的。

3. 分辨率　包括密度分辨率及空间分辨率。后者常以描述物体的像素总量来度量。与此相关的是可寻址像素的数目与可分辨像素的数目。高分辨率 CRT 的可寻址像素矩阵高达 2 048×2 560，但其可分辨矩阵远小于此值。光栅扫描 CRT 的分辨像素

数由电子束点尺寸（spot size）、显示信号的带宽（band width）和每一刷新周期内光栅数确定。

密度分辨率用离散灰阶级的总数来度量，例如 CT 的密度分辨率可达 21（4 096 级灰阶）。目前医用液晶显示器中的 10 位薄膜晶体管（thin film transistor, TFT）可以显示真正的 1 024 级灰阶，与 8 位 TFT 显示器相比，可以提供比 8 位分辨率显示器多 4 倍的数据，从而能够显示更加精确的诊断影像。

4. 失真　是一种像差，它导致显示的影像与原像在几何形状上不一致。灰阶显示器上的影像失真是指某像素偏移其校正位置的距离。通常用一幅失真后栅格的二维图相对于理想的栅格图作对比来表征，使用像素数目表示的最大偏移来定量说明失真的程度。

第二节　自动洗片机

自动洗片机诞生于 1924 年，先用于普通黑白照片冲印，以后又用于 X 线照片的冲洗。从 1948 年第一台吊挂式自动冲洗机出现以来，经过 1957 年美国生产的 6min 自动冲洗机到 1965 年的 90sX-OMA 洗片机及 1988 年日本生产的 45s 洗片机研制成功，X 线胶片的冲洗技术达到了日臻完善的程度，加之可见光系统（暗盒全自动装卸）的建立，X 线胶片的冲洗已实现了全自动化。1979 年我国第一台自动洗片机问世。80 年代后，国产高温快显套药相继研制成功，国产自动洗片机也日趋完善定型。

自动洗片机是将胶片的显影、定影、水洗和干燥的整个过程，由电动机械自动控制处理的装置。自动洗片机的诞生和应用，是 X 线胶片自动冲洗技术的重大进步和变革。其优越性表现在：①能保持恒定的影像冲洗效果；②促进 X 线摄影条件标准化、自动化，减少了照射剂量；③操作过程中绝对干片装卸，避免了胶片的污染；④处理速度高，缩短了胶片的冲洗时间，有利于及时诊断；⑤为影像的质量控制与管理提供了可能性；⑥减少了暗室人工操作程序，使从业人员工作环境得以改善；⑦减少了药品处理程序，使药品污染胶片的机会大大减少。

一、基　本　结　构

自动洗片机的基本结构（图 2-1）由以下六个系统组成：

（一）输片系统

输片系统用以控制胶片运行速度、冲洗顺序及各程序运行时间。输片系统由可变速电机、传动齿轮、辊轴等组成。

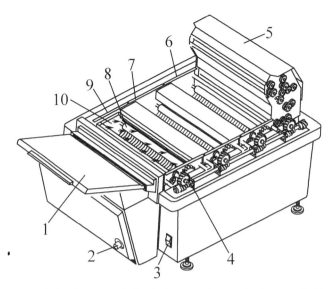

1. 入片托盘；2. 温控旋钮；3. 电源开关；4. 齿轮；
5. 胶片干燥区域；6. 水洗槽；7. 定影槽；8. 显影
辊轴；9. 显影槽；10. 防蒸发盖。

图 2-1　自动洗片机结构图

　　输片系统可分为外部传送和内部传送两部分。半明室式自动洗片机的外部传送结构由一个金属托盘构成。明室式自动洗片机的外部传送结构部分与相应的收片箱为一体，利用负压吸盘使胶片送入机内传送系统。内部传送系统为辊筒式，由橡胶辊轮、塑料辊轮、不锈钢辊轮和齿轮构成。辊轮在冲洗的不同程序中，其大小、形状可有所不同。

　　胶片一旦进入显影槽就开始一系列的化学反应，其中部分反应副产物会附着在胶片的表面。这种因显影对胶片表面产生的副产物称化学反应颗粒，化学反应颗粒主要为卤化物和明胶所形成的沉淀。当化学反应颗粒过多时，将会影响到冲洗效果。自动洗片机辊轮的排列形式决定着胶片运行的方向，也影响着胶片的冲洗质量。辊轮的排列方式有相对形和牵鸟形两种形式。临床上以牵鸟形居多，其两侧辊轮错开排列，可以减少辊轮对胶片的压力，胶片在通过牵鸟式结构时，发生弯曲摆动，可以摇落能影响影像效果的化学反应颗粒。相对形排列方式虽易于胶片通过，但因其携带的化学反应颗粒过多，胶片冲洗质量不佳。

　　洗片时电动机驱动辊轮滚动，胶片借助于辊轮之间的挤压力向前运行。为使胶片顺利沿预定方向运行，挤压力一定要适当、均衡。压力过大会造成压力效应，使胶片出现黑色条纹；压力过小而不均衡时，则易发生卡片或走偏。

　　自动洗片机的辊轮或槽架等构成部件多选用耐酸、耐碱、膨胀系数较小、高温下长时间不变形、耐老化的精良材料。显影槽和定影槽内多选用橡胶辊轮，水洗槽及干燥室内多选用塑料辊轮。

（二）循环系统

药液循环系统分为药液循环系统和水洗循环系统。药液循环系统由循环泵和相应的循环管道组成。其作用是将胶片所需的冲洗药液循环与混匀，促进显影与定影的进程，保持显影液和定影液温度恒定，过滤药液产生的反应颗粒及化学杂质，保持其活性。水洗循环的目的是以流动清水洗涤掉胶片上的残留硫代硫酸盐，水洗水流量为 3~9L/min。

（三）温度控制系统

自动洗片机温度控制系统由加热器、温控器、热交换器和过热保护器等部件构成。胶片之所以在自动洗片机内短时间被冲洗出来，主要赖以胶片在高温下冲洗，温度的高低直接影响化学反应的效果。在冲洗前自动洗片机各程序温度需达到预定数值。通常是显影液温度 35~40℃，定影液温度 28~35℃，水洗温度 25~37℃，干燥温度 40~65℃。温度控制系统的温度传感器对温度起控制和保护作用，允许温度波动误差为 ±1℃。

显影液加热方式有两种形式，即内加热和外加热。内加热是指加热器直接浸泡于显影液中加热。外加热是指加热器在显影槽外，显影液在循环管道中流经加热管处被加热，然后循环到显影槽内，定影液与水洗液则通过置于定影槽中的显影液循环管道和水槽中的热交换器传导热量，其本身没有独特的加热系统。因此定影的水洗温度低于显影的水洗温度。

温度检测器（恒温器）用于溶液的监控，当温度低于设定温度时，温度检测器启动加热，温度达到设定值时自动切断加热器电路，停止加热。当温度检测器失控或引进水的温度过高，过热保护器开始工作，切断加热器电路，起到保护作用。

（四）补充系统

自动洗片机中的药液在使用过程中有不同程度的损耗，通过自动洗片机补液系统可以保持药液效力稳定，从而避免因药量减少，使显影液和定影液的活性降低，造成胶片密度小，对比度不佳。

自动洗片机有两个分别装有显影液和定影液的补充桶。当胶片开始进入自动洗片机内，胶片直接触动微动开关，接通启动电路，使补充桶内的药液在两个补充泵的带动下，分别补充到显影槽和定影槽内，胶片通过后微动开关自动断开，补充液停止供给。

自动洗片机补充方式有三种：长度补充、面积补充和密度补充。

长度补充是指胶片通过探测辊轴时，由探测辊轴估测出胶片的长度来控制显影液和定影液的补充量，是最常用的补充方式，缺点是补充量只受胶片长度的控制，同一尺寸胶片的补充量会因送入冲洗机方向的不同而不同，导致同种规格的胶片与药液的实际损耗有较大误差。

面积补充是由微机预先计算出所冲洗胶片的面积，累加到预设值时发出脉冲信号，启动补充系统进行补液。该方式虽优于长度补充，但仍不能区别每张胶片实际还原银量所消耗的药液浓度（活性）。

密度补充是一种最为理想的补充方式。其原理是通过每张胶片还原出的银量，补充相应的药液,以恢复溶液原有的活性。目前该补充方式正处于开发研制阶段,尚未投入使用。

（五）干燥系统

干燥系统的功能是完成胶片水洗后的干燥任务。干燥系统的主要结构包括发热元件、送风元件、送风设备、干燥管道和温度检测器等。

干燥方式有热风干燥及红外线干燥。热风干燥工艺简单,造价低,为常用方式,当热电阻加热(2 000W),鼓风机将热风送入干燥室内的管道,直接吹向水洗后胶片的两面,温度探测器设在干燥室内,监测热风的温度,当温度达到预定值时,加热电路被切断。反之,则自动接通加热电路,从而保持干燥温度的恒定。红外线干燥,虽干燥工艺复杂,但具有干燥速率高、均匀、胶片不易起皱等优点。

（六）时间控制系统

时间控制系统由计时电路参与控制。其功能有:

（1）第一张胶片进入自动洗片机后,经延时后发出一个信号,提示可送入第二张胶片,防止两片重叠。

（2）节能:当长时间不冲洗时,通过自动延时系统将加热器和风机电路切断,或维持一组低温加热和/或断掉供水,呈待机状态,减少了水、电资源不必要的浪费。

二、安 置 方 式

自动洗片机的安置方式有三种:

（一）全明室安置方式

将自动洗片机整机安置于明室内,机内存有已曝光的胶片储片盒或输片装置,胶片进入全明室式自动洗片机输入口,通过负压吸盘使胶片从储片盒或输片装置内迅速进入洗片机。

（二）半明室安置方式

自动洗片机输入胶片端在暗室,其他部分在明室,中间以墙相隔,边缘密封,冲洗后胶片直接在明室内收取。

（三）整机配套连接方式

自动洗片机与 X 线机联机,胶片经 X 线机曝光后,自动传输到相连的自动洗片机内冲洗,实现整个过程全自动化。

三、自动冲洗技术对胶片和药液的要求

（一）自动冲洗用 X 线胶片

用于自动冲洗的 X 线胶片必须具备以下特点:①胶片乳剂层为低银、薄层,适于高温快显;②选用机械强度高的聚酯片基;③采用多种添加剂,以适应高温快显的要求,包括:

提高乳剂层机械强度的坚膜剂；高温快显下的有效防灰雾剂；防止聚酯片基发生火花放电的防静电剂；防止胶面粘连的毛面剂；增强高速传递性能的润滑剂；保持乳剂层柔软的增塑剂；能抑制保存中变化的稳定剂等。

（二）自动冲洗用套药

自动冲洗技术的目的在于提高显影加工处理的效能，以获得一个稳定的影像效果。因此自动冲洗技术的套药必须具备以下特点：冲洗性能稳定、处理后胶片可以长期保存不变质和胶片不易发生干燥不良。

1. 对显影体系的要求

（1）采用 P-Q 型显影组合液：具有明显的超加合性、显影性能持续性强、处理容量大等特点。

（2）适量坚膜剂的使用：要获得良好的图像质量，除需要使用具有坚膜性能的高温快显的胶片外，显影液本身也必须具备稳定的坚膜作用。常用的坚膜剂有二醛类物质。在坚膜剂的使用上要遵循适量的原则，若使用过度会导致胶片灰雾度增加，感光度下降。

（3）加强显影促进剂的使用：使用强碱以保持较高的 pH 环境，可加快显影速度。

（4）有机防灰雾剂的使用：选用能在高温条件下防止显影灰雾的有机防灰雾剂，如5- 甲基苯骈三唑等。

（5）增加保护剂含量：显影剂能在高温、强碱下发挥其活性，但也更易氧化，增加保护剂亚硫酸钠的含量尤显重要。

（6）缓冲剂、防止剂及硬水软化剂的使用：显影剂在高温、强碱下具有高活性的同时，也极易失控，为使其在整个冲洗周期内保持良好的稳定性和再现性，必须添加缓冲剂来使显影剂的 pH 保持稳定，多采用弱酸、弱碱物质。另外，自动洗片机的冲洗药液需要制成浓缩液，就要解决溶解和低温保存下防冻的问题，因此，可应用有机溶剂，使缓冲剂占总溶剂的 10%，它对有机物质的溶解十分有利，并且在 0℃下不冻结。自动洗片机显影液的用水要求很严格，需要在显影液中加入硬水软化剂，以保持显影液中各种药剂性能的发挥。

2. 对定影体系的要求

（1）选用快速定影剂硫代硫酸铵：从定影速率上硫代硫酸铵比硫代硫酸钠快数倍，定影时间从 8~10min，缩短到十几秒。此外，定影剂的浓度要控制在最佳状态，浓度过高或过低都会降低定影的速率，并且影响水洗、干燥等后处理效果。

（2）pH 要稳定：当高温冲洗时乳剂层松软，这会影响到影像固定的坚膜问题，定影液中坚膜效力的发挥有赖于定影液的 pH，一般 pH 可控制在 4.0~4.5，才能有效保证坚膜剂的正常效力。

（3）对水洗、干燥等后处理工序无影响：自动冲洗的定影液要求定影要彻底，须保证经十几秒定影后,胶片乳剂层中的残留硫代硫酸盐及其络合物是可溶的,只有这样才能使水洗、干燥等后处理取得良好效果,使胶片得以长期保存。

综上所述,自动冲洗技术是自动洗片机、高温快显胶片和高温快显套药三结合的产物。

四、加工程序

自动洗片机对胶片的加工程序(图2-2),包括下列四部分:

(一)显影

将X线胶片从送片口推送入机内,胶片被自动输送辊轴夹住后,自行进入显影槽,自动补充系统根据胶片长度或面积,向显影槽内补充新液。同一尺寸胶片送入方向不同,补液量也不同,纵向送片较横向送片补液量要多。显影温度因机型及整个显影过程时间的不同而不同。

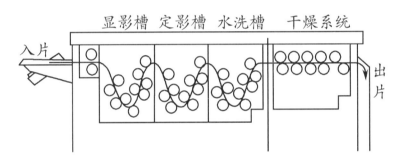

图2-2 自动洗片机对胶片的加工示意图

(二)定影

胶片显影后,在辊轴传送下,直接进入定影槽,不经中间处理程序,这是与手工操作的不同之处。胶片所携带的显影液,被具有弹性的橡胶辊轴挤出。正常情况下,一张254mm×305mm(10in×12in)的胶片经辊轴挤压后仅携带1.5ml左右的显影液,这样对定影液性能的干扰就降到最小。

(三)水洗

胶片自定影槽出来后,自动传送到水洗槽,由流动清水洗涤,胶片在辊轴带动下,不断上下活动,从而增强了水洗效果。

(四)干燥

胶片水洗后经辊轴挤压,自动进入干燥程序,干燥温度设置在40~60℃。胶片干燥后被传送到出片口的收片槽内。

自动冲洗技术与手工冲洗技术对胶片处理程序的比较如表2-1所示:

表 2-1　自动冲洗技术与手工冲洗技术对胶片处理程序的比较

冲洗加工方式	显影	中间处理	定影	水洗	干燥	合计
常规显影	20℃	30s	18℃	14~32℃	40℃	95min
	4min		30min	40min	20min	
自动冲洗	30~32℃		27~30℃	20~30℃	45℃	3.5min
	40s		40s	40s	60s	
	35℃		30℃	20~30℃	50℃	1.5min
	20s		20s	20s	30s	

五、自动洗片机的管理

自动洗片机管理的意义主要在于使自动洗片机自身机械性能、冲洗套药的化学作用及胶片特性三者间的相互作用关系达到最佳匹配和最恰当控制,这也是管理的根本出发点。

自动洗片机管理内容包括:①清洁管理;②水质管理;③电气管理;④药液管理;⑤冲洗影像质量评价。其中药液管理是自动洗片机管理的关键。

(一)显影液管理的内容与方法

显影液管理的内容有:①显影液补充量;②显影起动液添加量;③显影液更换时间。显影液管理的方法有:①感光测定法(密度管理法);②pH 测定法;③溴离子浓度测定法;④比重测定法。

(二)定影液管理的内容与方法

定影液的活性与药液的温度、疲劳度、补充量及 pH 等因素有关。当温度过高,胶片乳剂膜异常膨胀,胶片干燥后质量变差;定影液的疲劳度影响着定影的效率,以及胶片的水洗、干燥及日后的保存等。这样看来定影效果是被定影液的温度和补充量所左右的。在实际工作中,定影液的补充量尚没有一个确切的标准,一般采取给予略超过饱和补充。管理的重点主要有:①胶片透明时间的测定;②胶片最低干燥温度的测定;③残留硫代硫酸钠的测定;④pH 的测定。

(三)水洗管理

水洗的目的是利用水的渗透压,将胶片中携带的硫代硫酸盐及其可溶性络合物洗涤掉,以获得永久保存的影像资料。

大型自动洗片机,要求水洗槽容量在 10~20L,水温在 5~30℃,流量在 1.5~5L/min。

小型自动洗片机因水槽容量小,其水温、水流量较大型自动洗片机要求高,小型洗片机水洗槽容量在 4~6L,水流量在 5~6L/min。

水洗管理除了水温、水流量管理外,还应注意水过滤效果管理。

（四）干燥管理

胶片干燥的原理是水分的扩散。胶片在干燥时不仅需要设置一定的温度,而且还要考虑到与外界低温和干燥空气的对流,所以在胶片干燥温度的设定时应与室内外（温度、湿度）相对应。

胶片干燥不良的原因:①干燥设定温度过低;②干燥组件中的湿度过高;③风量不足;④定影液疲劳;⑤水洗不充分。

第三节　激光打印机

随着现代医学数字化成像技术的发展,激光打印技术以高超的图像质量和大容量的信息记录能力,正逐步取代多幅打印机照相技术,成为数字图像胶片硬拷贝记录的主导。

激光打印机成像技术是直接把数字化信号记录在胶片上,不受荧光屏光斑的影响,易于控制曝光量,并且具有多端输入、数字色调调制、明室装片、图像存储、扩展联网与洗片机联体、自动质控、操作简单等优点,故广泛应用于 CT、MRI、DSA、ECT、CR、DR 等数字化影像检查设备。

一、湿式激光打印机

（一）基本结构

湿式激光打印机的基本结构（图 2-3）主要有以下几部分组成:

1. 激光打印系统　主要由激光发生器、调节器、发散系统、多角光镜、聚焦透镜、高精度电机及滚筒等组成。其作用是完成激光扫描,使胶片曝光。

2. 胶片传送系统　主要由送片盒、收片盒、吸盘、辊轴、电机及动力传动装置等组成。其作用是将未曝光的胶片从送片盒内取出,经过传动装置送至激光扫描位置,再把已曝光的胶片传送给收片盒或直接传送到自动洗片机的入片口,完成胶片的输送任务。

3. 信息传递与存储系统　主要由电子接口、电缆或光缆、磁盘或光盘、记忆板、模/数转换器及计算机等组成。其作用是将主机成像装置采集到的图像信息,通过电缆及电子接口、模/数转换器输入到存储器进行激光打印。

4. 控制系统　主要由键盘、控制板、显示板以及各种控制操作的按键或旋钮等组成。其作用是控制激光打印程序、格式选择、打印张数及图像质量调控等功能的实施。

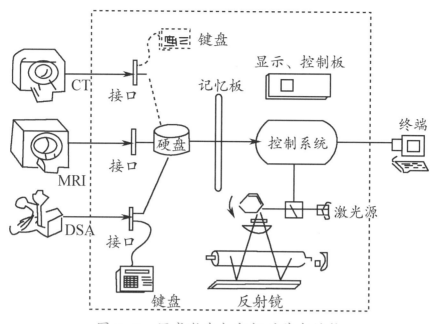

图 2-3　湿式激光打印机的基本结构

5. 其他配置　如终端显示、文字打印等,可根据实际工作的需要添加或预留。其作用是用来控制终端通过计算机键盘将所需注释的文字输入,并打印在胶片上。

（二）工作原理

激光发生器的激光束首先通过调制器调制和发散透镜的发散,然后投影到多棱光镜。经多棱光镜折射后,再经聚焦,以点状光源的形式直接照射在胶片上。由于多棱光镜是沿胶片 X 轴方向旋转,因此点状光源是随着多棱光镜镜面角度改变而改变,光点在胶片上沿 X 轴方向移动,完成"行式打印"。每变换一个镜面,就完成一行打印。在"行式打印"的同时,胶片在高精度电机带动下,精确地在 Y 轴方向上均匀地向前移动,完成整张胶片的幅式打印（图 2-4）。

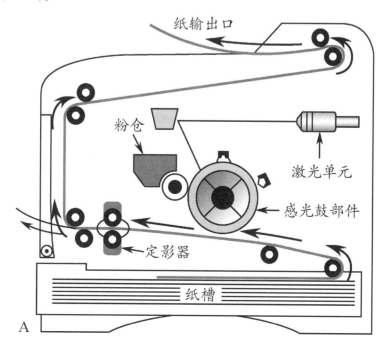

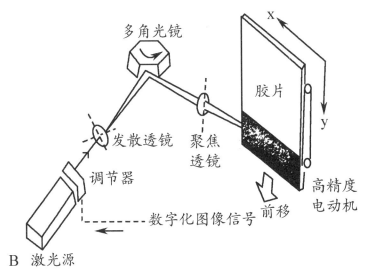

图 2-4　激光打印机原理模式图

激光束的强度可以由调制器调整,调制器受数字信号控制。主成像装置把图像的像素单元的灰度值,以数字的方式输入激光打印机的存储器中,并以此直接控制每一像素单元的激光强度。如果由计算机按顺序输出与激光束在胶片上的位置同期的信号,则可将顺序不同的电信号作为平面影像由激光照到胶片上。曝光后的胶片再经显影、定影等处理,即获得一张激光照片图像。

二、医用干式激光打印机

(一)基本结构

激光打印机内部结构示意图见图 2-5。

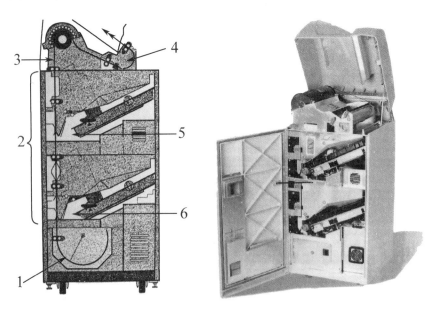

1. 胶片扫描部;2. 输片部;3. 热鼓;4. 密度测量仪;5、6. 暗盒部。

图 2-5　激光打印机内部结构示意图

1. 激光成像组件 干式激光打印机激光成像组件所使用的激光二极管光点直径非常小（80/40μm，300/600dpi）；发射的激光属于红外区；激光发射源非常稳定，并可精确调节发射功率；极宽的动态范围，对灰度级别的数量没有限制，动态范围可持续扩展；激光光头寿命长；扫描成像速度快，每秒扫描超过 200 万点。

2. 热鼓显像组件 热鼓显像组件应用于激光感光热化显像的干式激光打印机中。热鼓组件外形直径为 160mm，鼓长（工作面）为 410mm，重量 7.5kg，热鼓工作面表层有一层柔软、细腻的，厚 1.5mm 的导热合成橡胶。热鼓工作层是主动轮。热鼓上面约小于 180° 弧面有 20 根具有镜面光洁度、刚性极好的金属细小辊轴包绕半圆，称为从动辊轴，其弹性压力设计为确保胶片和热鼓表面滑动配合，传送胶片恰到好处，从而保证图像质量。从动辊轴的组件的外周是保温层。整个从动轮组件为维护的需要设计成可以方便快速分离。鼓芯为固定不动体，其结构为同心圆栅状印刷体式电热器，内装有温度传感器，电源和控制信号线由一端输入。热鼓圆的工作面内径和同心圆电热鼓芯保持良好的无间隙感的滑动匹配。开机后，热鼓工作面始终均衡旋转，无温度梯度差，从而确保显像质量。

显像热鼓是决定最终成像质量的极重要部件，又是整机中最易损伤和昂贵的组件之一。硬件损坏影响图像质量的主要因素来自热鼓组件，其中包括热鼓表面温度的一致性、热鼓表面的平整度及柔软性等。

（二）工作原理

干式激光打印机采用的激光感光、热化显像技术是用激光束扫描干式激光胶片，保证了影像在处理过程中的精密度和一致性。在感光过程中打印头不接触胶片，避免了打印头和胶片摩擦产生的打印头损耗及对影像的影响。干式激光打印机的工作原理如下：

1. 供片系统 即片盒，主要用于安装、抓取、提供胶片，并可自动识别胶片数目。

2. 激光扫描系统 将系统生成的影像信息经过高压、调制、放大生成激光影像信息扫描到胶片上，通常为固体红外激光或气体激光两种。

3. 热鼓显像系统 将经过激光扫描形成潜影的胶片通过一套高温装置，经过高温直接使得特制的银盐在高温下完成还原反应，析出银颗粒，完成潜影的显像过程。除银盐之外的其他物质被气化蒸发掉，被气化蒸发的物质应进行过滤、吸附、回收，以免造成空气污染。因此，干式激光打印机虽然取消了洗片机，减少了显、定影液体排放污染，但由于气化蒸发的物质中潜在含有重金属化合物（银盐），其排放仍具有潜在危险性，尤其当过滤、吸附、回收装置出现故障时危险性更大，其潜在的环境污染和对工作人员身体健康潜在的危害，需要加强管理和控制。

4. 控制系统 接收外部设备传入的影像信息并转化为内部系统信息打印在胶片上，内置有密度自动监测组件。

5. 显示系统　可显示设备状态及各种提示并可进行调节处理操作。

6. 干式激光胶片　在湿式激光胶片的基础上，将显、定影物质及成像物质全部集成在胶片上，做工更精细，感光特性与湿式激光片相类似。

（三）激光打印机的性能

激光打印机接受视频信号后，经模／数转换器转变为数字信号，再输入激光打印机的存储器中，利用激光束对胶片进行打印，整个成像系统均为数字方式。其性能特点有以下几个方面：

1. 聚焦性和方向性　激光打印机的激光束有很好的聚焦性和方向性，反应极其迅速，以毫秒级计算。当激光束直接投射到胶片上，可以防止轮廓线、光栅线、失真等伪影的形成，激光打印机的分辨率明显高于多幅打印机。

2. 多机输入性　激光打印机有多个接口，可以连接数台影像成像设备，每台设备的图像信息可同时输入给激光打印机，无时间锁定，互不干扰。其连接的电子接口可以接收视频信号和／或数字信号。

3. 连续打印　激光打印机配置有多个硬磁盘作为图像缓冲处理，将它们设置在同一个打印排队中，可使图像储存和打印同步进行。对急诊照片可优先打印，其成像速度不受影响。

4. 多功能性　①胶片有多种格式选择，也可以根据实际工作的需要，自编格式程序，还可以直接打印成幻灯片；②输入存储器的图像数据，在打印前可进行任意修改或删除；③打印前输入给存储器的图像数据可以任意选择拷贝张数；④可任意选择胶片尺寸；⑤具有图像黑白反转功能。

5. 工作高效性　①自动化程度高，将激光打印机与自动洗片机联机应用，形成打印、送片、冲洗全部自动化；②明室装片，一次可装片 100 余张，装片—打印—冲洗全过程明室化，节省了暗室和人力，减少了人为因素对胶片质量的影响；③多硬盘配置，图像存储量达 200~2 000MB，存储速度快，打印周期短。

6. 质量自控性　激光打印机内配置了标准测试灰阶图样以及密度读取仪，可自动检测密度、自动校准、自动调节打印机和冲洗机参数，同时对密度、对比度和曲线形状能进行独立调节，呈现最佳影像。有的打印机内还配置有条形码控制技术，可确保照片质量的稳定。

7. 文字打印　用选件控制终端将要标注的文字输入，并打印在胶片上。

8. 联机并网　医学影像学网络系统是将来的发展趋势，为适应未来工作的需要，激光打印机的接口多选用国际标准接口，易于广泛联机并网，扩展功能，资源共享。

医学影像学已进入全面数字化时代,除了各种影像设备在快速发展外,共用数字设备也在迅速发展中。医用打印机、医学影像显示器等设备已成为各种影像设备正常运行不可缺少的一部分。本章介绍的自动洗片机、激光打印机的基本结构和工作程序、应用及维护等知识是临床医学影像工作人员日常工作内容之一,要求大家能正确使用自动洗片机、医用打印机等各式打印机进行日常胶片的处理和打印,并能对设备进行日常维护。对于各项新设备或新技术,同学们应注意培养自身自主学习和团队协作能力,能跟踪学习专业前沿理论应用发展,走在专业知识的最前沿。

（罗雪莲）

思考题

1. 简述医用打印机的分类。
2. 简述影像显示器的分类。
3. 简述自动洗片机的基本结构。
4. 自动洗片机的管理内容有哪些?
5. 简述湿式激光打印机的基本结构。
6. 简述干式激光打印机的性能特点。

第三章 | 数字影像基本理论

03章

03 章 数字资源

1. 知识目标:掌握模拟 X 线的成像原理,数字 X 线影像的常规术语,数字图像与模拟图像的优点和缺点。熟悉模拟 X 线摄影和数字 X 线摄影的区别。了解数字 X 线图像后处理技术。

2. 能力目标:掌握图像后处理基本技术,能熟练操作激光打印机进行图像打印。

3. 素质目标:养成严谨认真的工作作风,掌握系统、规范的操作标准,培养良好的工作习惯及团队协作精神;培养学生良好的医德医风;培养学生用实事求是的科学态度观察、分析和解决问题,用理论联系实践的方法学习后续课程,爱护仪器、设备。

第一节 数字影像基础

一、模拟与数字

(一)模拟 X 线影像

在信息科学中,能够计数的离散量称为数字信号,不能计数的连续量称为模拟信号。

在 X 线摄影范围内,照片记录或显示的是从几乎完全透明(白色)到几乎不透明(黑色)的一个连续的灰阶范围。它是 X 线透过人体内部器官的投影,这种不同的灰度差别即为某一局部所接受的辐射强度的模拟,从另一角度讲,为相应的成像组织结构对射线衰减程度的模拟。由此不难理解,传统 X 线透视荧屏影像、普通 X 线照片以及 I.I-

TV 影像,均是由模拟量构成的图像,即属于模拟影像。这些图像画面的像点在二维坐标系中是连续变化的,同时其密度(或亮度)值也是无限稠密的。换句话说,模拟图像在水平和垂直方向上的像点位置变化,以及每个像点位置上的密度(或亮度)变化都是连续的。

(二)数字相关概念

若在一个正弦(或非正弦)信号周期内取若干个点的值,取点的多少以能恢复原信号为依据,再将每个点的值用若干位二进制数码表示,这就是用数字量表示模拟量的方法。将模拟量转换为数字信号的介质为模/数转换器。模/数转换器把模拟量(如电压、电流、频率、相移、脉宽、位移、转角等)通过采样转换成离散的数字量。

转换后的数字信号送入计算机图像处理器进行处理,重建出图像,该图像称为数字图像。它是以一种规则的数字量的集合来表示的物理图像;由许多不同密度的点组成的,每个点内的密度是一个均值。

(三)模拟与数字互换

模拟信号可以转换成数字信号,同样数字信号也可以转换成模拟信号,两者是可逆的。将数字信号转换成模拟信号需要使用数/模转换器,它能把离散的数字量转换成模拟量,有两种表现形式,即模拟方法和数字方法。

从应用角度分析,数字图像与传统的模拟图像相比,数字图像具有更多的优势:

1. 数字图像的密度分辨率高　屏-片组合系统的密度分辨率只能达到 2 位灰阶,而数字图像的密度分辨率可达到 $2^{10~12}$ 甚至 16 位灰阶。虽然人眼对灰阶的分辨能力有一定的限度,但因数字图像可通过变化窗宽、窗位、转换曲线等技术,使全部灰阶分段得到充分显示,从而扩大了密度分辨率的信息量。

2. 数字图像可进行后处理　图像后处理是数字图像的最大特点。只要保留原始数据,就可以根据诊断需要,并通过软件功能,有针对性地对图像进行处理,从而提高正确诊断率。

3. 数字图像的存储、调阅、传输或拷贝更加方便　数字图像可以存储在磁盘、磁带光盘及各种记忆卡中,并可随时进行调阅、传输,可通过 PACS 网络实现远程会诊。

X 线透视过程见图 3-1,X 线摄影过程见图 3-2。

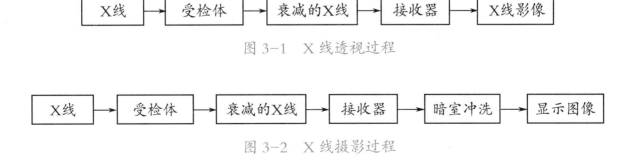

图 3-1　X 线透视过程

图 3-2　X 线摄影过程

二、矩阵与像素

（一）定义

1. 矩阵（matrix） 矩阵是一个数学概念。它表示一个横成行、纵成列的数字方阵。矩阵有影像矩阵（image matrix，IM）和显示矩阵（display matrix，DM）之分。影像矩阵指 CT 重建得到的影像或 CR、DR 采集到的每幅影像所用矩阵，显示矩阵是指显示器上显示的影像矩阵。

2. 像素（pixel） 像素又称像元，指组成图像矩阵中的基本单元。像素是一个二维概念。像素大小可由像素尺寸表示，如 $100\mu m \times 100\mu m$。

（二）矩阵与像素的关系

数字图像是用数字阵列表示的图像，该阵列中的每一个元素称为像素，像素是组成数字图像的基本元素。数字图像是由有限个像素点组成的，构成数字图像的所有像素构成了矩阵。矩阵大小能表示构成一幅图像的像素数量多少。矩阵与像素大小的关系，可由下述公式表示：

$$重建像素大小 = 视野大小 / 矩阵大小$$

从公式可知：当视野大小固定时，矩阵越大，像素尺寸越小；矩阵不变时，视野增大，像素尺寸随之增大。

（三）矩阵、像素与图像的关系

数字图像是将一幅图像分成有限个被称为像素的小区域，每个像素中的灰度值用 1 个整数来表示。图像矩阵是一个整数值的二维数组。图像矩阵的大小一般根据具体的应用和成像系统的容量决定，一幅图像中包含的像素数目等于图像矩阵行数与列数的乘积。

如果构成图像的像素数量少，像素的尺寸大，可观察到的原始图像细节较少，图像的空间分辨力低；反之，像素数量多，图像空间分辨力高。描述一幅图像需要的像素数量是由每个像素的大小和整个图像的尺寸决定的。在空间分辨力一定的条件下，图像大比图像小需要的像素多，每个单独像素的大小决定图像空间分辨力。若图像矩阵大小固定，视野增加时，图像空间分辨力降低。

灰度级数影响着数字图像的密度分辨率。计算机处理和存储数字图像采用的是二进制数 ADC 系列离数值化后整数灰度值，又称为灰度级或灰阶。量化后灰度级的数量由 2^N 决定，N 是二进制的位数，称为位（bit），用来表示每个像素的灰度精度。像素数与数字图像质量之间的关系见图 3-3。

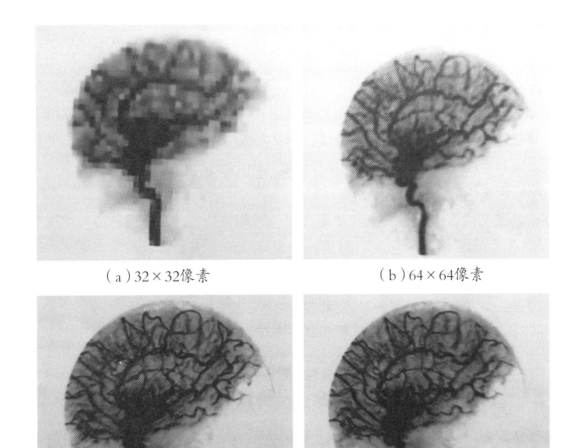

（a）32×32像素　　　　　　　　（b）64×64像素

（c）128×128像素　　　　　　　（d）256×256像素

图 3-3　像素数与数字图像质量之间的关系

三、数字影像常用术语

（一）原始数据

由探测器即 X 线接收器直接接收到的信号,经放大后再通过模 / 数转换所得到的数据称为原始数据(raw data)。

（二）影像数据

影像数据(image data)是重建后某幅图像的数据。对 CT 而言,影像数据是层面影像各像素的 CT 值,对 CR、DR 而言,影像数据是构成图像的矩阵中每一个像素点的值。

（三）重建

用原始数据经计算而得到影像数据的过程称为重建(reconstruction)。重建一般采用专门的计算机来完成,它受主控计算机的控制。

（四）采集时间

采集时间（acquisition time）指获取一幅图像的原始数据所花费的时间。

（五）重建时间

重建时间（reconstruction time）指计算机用原始数据重建成影像数据矩阵所需要的时间。重建时间与重建矩阵的大小和比特值有关，重建矩阵大或比特值大，所需的重建时间要长。同时重建时间又受计算机的运算速度与内存容量的影响。

（六）滤波函数

滤波函数又称重建算法，是指 CT 影像重建时所采用的数学处理方法。重建算法不同，得到的影像效果不同。

（七）噪声

在 X 线数字成像中，影像上观察到的亮度水平中随机出现的波动称为噪声（noise），表现在图像上大致可以分为两种典型的图像噪声：一类是噪声的幅值大小相同，但出现的位置随机，这类噪声属于椒盐噪声；另一类是图像中的每一点都存在噪声，但噪声的幅值大小是随机分布的，这类噪声属于高斯噪声。

（八）信噪比

信噪比（signal-to-noise ratio，SNR）是信号噪声比的简称，是图像质量控制参数之一。在实际信号中一般都包含有两种成分，即有用信号和噪声，噪声是无处不在的。用来表征有用信号强度与噪声强度之比的参数称为信号噪声比。这个参数值越大，噪声对信号的影响越小，信息传递质量就越高。

（九）灰阶

在照片或显示器上所呈现的黑白图像上的各点表现出不同深度灰色。把白色与黑色之间分成若干级，称为灰度等级，表现的亮度（或灰度）信号的等级差别称为灰阶。

（十）比特

比特是信息量的单位。在二进制中，一位二进制所包含的信息量称为 1 比特。比特值的大小决定着图像的密度分辨率，比特值越大，密度分辨率越高，但比特不是影响密度分辨率的唯一因素。密度分辨率还受其他因素影响，如信号强度、噪声大小、信噪比、X线对比度等。

（十一）伪影

伪影是指在成像过程中产生的错误图像特征。伪影是附加在正常图像上的异常图像，它会干扰对正常图像的判读，是影响图像质量的又一个重要因素。

（十二）模／数转换和数／模转换

模／数转换是把模拟信号转换为数字的形式，即把连续的模拟信号分解为彼此分离的信息，并分别赋予相应的数字量级，此过程为模／数转换。完成这种转换的元件称模／数转换器。

数/模转换实际是模/数转换的逆转。它把二进制数字影像转变为模拟影像,即形成视频影像显示在显示器上。此过程称数/模转换,完成这种转换的元件称数/模转换器。

第二节　数字 X 线影像的形成

影像的原始信息有很大一部分是连续的模拟信号,但是计算机能处理的是数字信息,所以数字影像处理的第一步就是把模拟信号转化为数字信号。

一、信　息　采　集

信息采集的第一步是 X 线曝光或扫描,透过被照体的载有影像信息的 X 线被辐射接收器件(IP 板、平板探测器、CCD 阵列等)接收。辐射接收器件将收集到的模拟信号再转换成数字形式,与此同时将图像分割成若干个小单元,这种处理称为空间采样,简称采样。

采样实质上就是指按一定间隔将图像位置信息离散地取出过程,也就是对输入的模拟信号在一定时间方向上按一定间隔取出的振幅值。采样将模拟信号分解成离散分布的样本值信号。相邻两个采样点之间的间隔称为采样间隔,对大小相同的图像而言,采样间隔越小,图像的像素数越多。同时,单个像素面积越小,图像空间分辨率越高,越能准确地表现原图像,但信息容量也增加。

当采样间隔 > 采样点大小时,采样点排列不连续,图像噪声增加。当采样间隔 < 采样点大小时,图像噪声特性得以改善,但模糊度增加。

图像采样的空间像素矩阵大小必须保证采样后得到的数字图像能不失真地反映原始图像信息。对原始图像信息采样时,所用的采样频率必须为原始图像信息中所包含的最高频率的 2 倍以上,即满足采样定理。例如,对含 10kHz 频率成分的信号,采样频率必须在 20kHz 以上,否则就会出现混叠伪影,数字信号就不能忠实地反映原始图像信息。

二、量　　　化

量化是指将连续变化的灰度或密度等模拟信息,转化成离散的数字信息的过程,也就是在振幅方向上用适当的间隔将被样本化的信号分配到邻近规定值中的过程。采样将图像分解成时间、空间上离散分布的像素,但像素的值仍是连续值。量化后的信号数值为整数值,其所取的数值决定了数字图像的灰度值,并且与原始信号的强度成正比,灰度值的总和称为灰阶。

对灰阶显示程度的要求是以人眼分辨微小密度差别的能力为根据的,通常要求噪声小、信噪比高的成像系统能达到 12bit(4 096 灰阶)。

量化的级数越多,数字化过程带来的误差就越小,信号表现能力越高,但图像数据量增加。反之,量化的级数越少,数字化过程的误差越大,可出现伪轮廓状伪影。

三、数字图像转换

模拟信号经采样与量化处理后被转换为数字信号,采样过程决定了数字图像的空间分辨率,量化过程决定了数字图像的密度分辨率。采样与量化都需要借助模/数转换器完成。X线探测器读取后的图像信号比较微弱,需首先经过放大增益,再输入到模/数转换器进行信号转换,因此模/数转换器是实现图像数字化的核心部件。

四、显　　示

对采样和量化后得到的数字信号立即进行数据处理,由计算机重建出一幅图像,再经过计算机输出,在显示屏上显示或经激光打印机打印出来。同时,将所接收到的图像数据进行本地存储,以备随时调用、显示或重建。医学数字图像的采集、归档、通信、显示及查询等信息交换的协议需要统一的标准,目前国际上公认的是医学数字成像和通信(digital imaging and communications in medicine, DICOM)的相应规范。DICOM 是医学图像和相关信息的国际标准,它定义了质量能满足临床需要的可用于数据交换的医学图像格式。

第三节　数字影像处理

数字图像是由多个像素构成的一个数字矩阵,它的可操作性非常强,我们可以通过对矩阵或矩阵里的一部分像素数据进行数字后处理,实现对数字图像的处理。

影像处理操作由相关参数控制,这些参数被赋予与检查类型相关的数值,预置的参数值存储于设备操作列表中,分别对应着不同的检查部位和类型。数字影像处理技术包括图像滤过、图像降噪、图像强化、图像重建、灰度处理、频率处理、均衡处理等。

一、图　像　滤　过

将采集到的原始图像数据经过计算机的计算处理而得到影像数据,该过程称为重建。重建后的图像还可以通过后处理将图像进行改变,再重建出一幅不同效果的图像。为了获得不同的重建图像效果,需要选用不同的数学运算方法。重建算法又称为滤波函数。在数字成像系统内完成数学运算程序的是滤波器,选用不同滤波器也就是选择了不同的数学运算方式。

二、图 像 降 噪

CR 影像上的噪声主要包括 X 线量子斑点噪声、光激励发光噪声、成像板结构噪声、电子噪声、激光功率噪声以及量化噪声，在低剂量曝光条件下，最显著的噪声源是 X 线量子噪声和光激励发光噪声，后者主要是由影像读出处理过程中的激励发光量子的统计涨落造成的。

滤波的基本方法包括均值滤波和中值滤波。

均值滤波是指对待处理的当前像素选择一个模板，该模板由其近邻的若干像素组成，用模板中像素的均值来替代原像素值的方法。均值滤波对高斯噪声的滤波效果好，但对椒盐噪声的滤波效果不是很理想，其原因与椒盐噪声的幅值分布基本相同，统计意义下的噪声均值不为零有关。

中值滤波是基于排序统计理论的一种能有效抑制噪声的信号处理技术，它的运算核心是将模板中的各个像素值由小到大进行排序，取排在中间位置的数据作为最终处理结果，这样，一个变异很大的像素值就会在排序时落在两边而被忽略掉，因为椒盐噪声只在图像中部分点上随机出现，从中值滤波原理可知，通过数据排序方法，将图像中未被噪声污染的点替代噪声点的值的概率较大，因此中值滤波方法对椒盐噪声抑制效果好。而高斯噪声是以随机大小的幅值污染所有的点，因此无论怎样进行排序选择，得到的总还是被污染的值，所以中值滤波方法对高斯噪声的滤波效果不是很理想。

三、图 像 强 化

所谓图像强化，是指通过将图像上重要的内容突出强化，同时将不重要的内容进行抑制，以达到改善图像质量的方法。换句话说，就是要通过对重要内容的增强和对不重要内容的抑制来获得清晰的图像显示效果。

如果选定了一个小的滤过核尺寸，那么相对于中、低频影像成分来说，所有的高频信号成分就会得到强调。如果滤过核尺寸比较大，中等频率的成分将会被增强。如果选择中等尺寸的滤过核，就会增强血管和小结节等一些较大的影像结构。

小的滤过核尺寸适用于提高影像的锐利度和微细线性细节的可视度，但同时也激发了噪声谱的高频部分，形成一种典型的细密纹理的外观。中等滤过核增强的缺点是掩盖没有轮廓增强的病理改变，如肺结节。滤过核尺寸较大时，较大的低对比物体有被抑制的风险。

四、图 像 重 建

图像重建是指运用一定的数学计算方法,将含有人体组织信息的一维数据转变为图像矩阵的过程。

重建方法是图像重建时所采用的一种数学计算程序。其运算方法有多种,如反投影法、分析法、傅里叶反演法、滤波反投影法、卷积投影法、二维傅里叶变换法等。

不同的数字成像设备采用的计算程序也各不相同。前四种重建算法在 CT 和 MRI 中多选用,二维傅里叶变换法为 MRI 所特有。在实际应用中,因采用的算法不同,所得到的图像效果亦有很大差别。

五、灰 阶 处 理

灰阶处理主要用来改变影像的对比度、调节图像的整体密度。在 FCR 系统中,它以 16 种谐调曲线类型作为基础,以旋转量、旋转中心和移动量作为调节参数,来实现对比度和光学密度的调节,从而达到图像的最佳显示。

（一）谐调曲线类型

谐调曲线是一组非线性的转换曲线,它的选择就像选择 X 线胶片不同的 Y 值一样,针对不同的部位有不同的配置。实际应用中,针对不同摄影部位的密度和对比度差异,CR 系统相对应地匹配不同的转换曲线,以获得最佳图像显示效果。

（二）旋转中心

为谐调曲线的中心密度,旋转中心（center of rotation）的值依照医学影像的诊断要求在 FCR 系统中设定为 0.3~2.6。

（三）旋转量

曲线的旋转主要用来改变影像的对比度。旋转量有一定的数值范围,旋转量越大,对比度越大;旋转量越小,对比度越小,当旋转量 =1 时,表示所选择的谐调曲线无对比度变化。实际的应用中,旋转量总是围绕着旋转中心进行调节。

（四）谐调曲线移动量

谐调曲线移动量（gradation shift, GS）用于改变整幅影像的密度。降低 GS 值,即曲线向右移就减小影像密度,增加 GS 值,即曲线向左移就增加影像密度。

六、频 率 处 理

空间频率处理技术是一种边缘锐化技术,它是通过对频率响应的调节突出边缘组织的锐利轮廓。在传统的屏－片系统中,频率越高,频率响应却越小,但在 CR 系统中是根据图像显示效果的需要来控制频率的响应。比如,提高影像高频成分的频率响应,那么就增加了此部分的对比。决定空间频率的响应程度有频率等级、频率增强和频率类型。

(一)频率等级

频率等级即对空间频率范围的分级。

低频等级(0~3):用于增强大结构如软组织、肾脏和其他结构器官的轮廓线。

中频等级(4~5):用于增强普通结构如肺部脉管和骨骼轮廓线。

高频等级(6~9):用于增强小结构如微细骨结构、肾小区等的轮廓线。

(二)频率增强

频率增强用以控制频率的增强程度。

(三)频率类型

频率类型用于调整增强系数,控制每一种组织密度的增强程度。

在某些图像处理中,为了充分显示正常组织和病变的结构,往往是将灰阶处理和空间频率处理结合起来应用。如较低的旋转量与大的空间频率增强结合产生的影像可以覆盖较宽的信息范围,并使器官组织的边缘增强,用于显示软组织。

七、均 衡 处 理

对比度均衡可用于具有任何尺寸大小的区域,并无统一的标准,主要是为了提高细微强度差异的可察觉性,同时也降低了较大差异的幅度,使图像灰度值分布得更加均匀,最适合于增强图像整体对比度效果,使图像更加清晰。

数字摄影已经成为影像检查的主流,但是 X 线具有电离辐射,会对人体造成不同程度的损伤,所以在操作过程中必须掌握图像成像原理,选择合适的投照条件,通过后处理技术,呈现最佳质量的图像。

(杨　蓉)

思考题

1. 数字图像的特点有哪些?
2. 简述矩阵、像素与图像的关系。
3. 数字影像处理的方法有哪些?

第四章 | 数字 X 线摄影成像理论

04章

04章 数字资源

学习目标

1. 知识目标:掌握 CR、DR 系统基本构成及 IP 板成像原理,掌握数字 X 线摄影与模拟 X 线摄影的不同点;掌握数字图像与模拟图像优缺点,掌握平板探测器的基本结构与成像原理。熟悉四象限理论和平板探测器的原理。了解 CR 摄影的曝光指数、乳腺摄影的原理。

2. 能力目标:掌握 CR 系统摄影操作流程及 IP 板使用方法、原则,掌握图像后处理基本技术,DR 系统的操作流程平板探测器的使用原则,能熟练操作激光打印机进行图像打印。

3. 素质目标:养成严谨认真的工作作风,掌握系统、规范的操作标准,培养良好的工作习惯及团队协作精神。培养良好的医德医风。培养学生用实事求是的科学态度观察、分析和解决问题的能力,用理论联系实践的方法学习后续课程。爱护仪器、设备。

第一节　计算机 X 线摄影

计算机 X 线摄影,简称 CR,是光激励存储荧光体(photostimulable storage phosphor, PSP)成像,于 20 世纪 80 年代成功应用于临床,实现了将模拟信号转化为数字信号,并且具有后处理功能,能进行图像存储、传输与远程会诊。

一、成像原理

(一)工作流程

1. 信息采集(acquisition of information)　CR 系统用成像板来接受 X 线的模拟信息,经过模/数转换来实现影像的数字化。对成像板(IP 板)的曝光过程就是信息采集。

2. 信息转换（transformation of information） 是指存储在 IP 上的模拟信息转化为数字信息的过程，主要由激光阅读仪、光电倍增管和模/数转换器完成。IP 板在 X 线下受到第一次激发时储存连续的模拟信息，在激光阅读仪中进行激光扫描时受到第二次激发而产生荧光（荧光的强弱与第一次激发时的能量精确地成比例，呈线性正相关），该荧光经高效光导器采集和导向，进入光电倍增管转换为相应强弱的电信号，然后进行增幅放大、模/数转换成为数字信号。

3. 信息处理（processing of information） 是指使用不同的相关技术根据诊断的需要对影像实施处理，从而达到影像质量的最优化。CR 的常用处理技术包括谐调处理技术、空间频率处理技术和减影处理技术。

4. 信息的存储与输出（archiving and output of information） IP 板被扫描后所获得的信息可以同时进行存储和打印。影像信息一般被存储在光盘中。

（二）成像原理

在 CR 成像系统中，成像板（IP 板）作为辐射接收部件替代了常规 X 线摄影用的胶片，成为影像记录的载体。

成像板上涂有一层"光激励存储荧光体（PSP）"，选用的材料必须具有"光激励发光（PSL）"的特性。许多化合物具有这种特性，但适宜 X 线摄影所需特性的却为数不多。最接近 X 线摄影要求的化合物是"碱土卤化物"如 $BaFBr:Eu^{2+}$、$BaF(BrI):Eu^{2+}$ 等。

微量的 Eu^{2+} 混杂物在光激励荧光体中，以改变其结构和物理特性。微量的混杂物，也叫作活化剂，替代了晶体中的碱土，形成了发光中心。

曝光后的成像板，由于吸收 X 线而发生电离，在光激励荧光体的晶体中产生电子/空穴对（陷阱）。一个电子/空穴对将一个 Eu^{2+} 跃迁到激发态 Eu^{3+}，以俘获电子的形式存储的能量形成潜影，即光激励荧光体的晶体结构"陷阱"中存储的是吸收的 X 线能量，所以有时称作"存储"荧光体。当 Eu^{3+} 在适当波长的附加可见光能量的激励下，再返回到基态 Eu^{2+} 时，会将俘获的能量以可见光的方式被释放出来。

曝光后的成像板在读取仪内，经过用低能量高度聚焦和放大的红色激光扫描，一种较高能量低强度的蓝色光激励发光（PSL）信号被释放出，它的强度与接收器中吸收的 X 线光子的数量成正比。蓝色的光激励发光（PSL）信号从红色激光中分离，导入一个或多个光电倍增管。

最常用的激光是氦氖激光（$\lambda=633nm$）和"二极管"激光（$\lambda=680nm$），光激励发光的波长为 390~490nm，恰好与光电倍增管（PMT）光电阴极探测敏感度的波长（400nm）相匹配。

光电倍增管将接收到的光信号转换成电压，电压经过增幅，输入模/数转换器转换成数字，通过采样和量化，以数字影像矩阵的方式存储。

对采集到的原始数据影像进行分析,确定有用影像的相关区域,按照用户选择的解剖部位程序将物体对比度转换成模仿模拟胶片的灰阶影像。最后,重建出影像在显示器上显示或通过打印机打印出照片影像。

影像读取过程完成后,IP板的影像数据可通过施加强光照射来消除,这就使得IP板可重复使用。CR系统见图4-1。

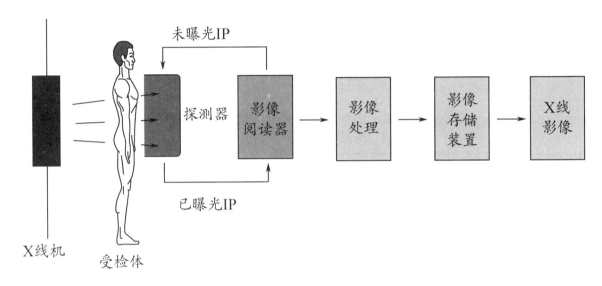

图 4-1   CR 系统

（三）相关概念解释

1. 扫描方向   又称激光扫描方向或快速扫描方向,指的是沿激光束偏转路径的方向。

2. 慢扫描方向   又称屏扫描方向或副扫描方向,指的是成像板传送方向。IP板的传送速度根据不同的IP板尺寸来选择,使扫描和副扫描方向上的有效采样尺寸相同。

3. 激励发光信号的衰减   当激励光停止后,光激励发光的信号即刻由强变弱直至消失,此过程称为衰减。各种荧光物质的荧光衰减时间长短,用衰减时间常数表示。成像板中氟溴化钡:铕($BaFBr:Eu^{2+}$)晶体的光激励发光信号的衰减时间常数约为0.8ms。这是一个限制读出时间的主要因素,它制约了激光束横越荧光体板的扫描速度。

4. 模/数转换速率   指模/数转换器在单位时间内将输入的模拟信号转换成数字信号的频率。在CR系统读取中,模/数转换器转换光电倍增管(PMT)信号的速率远大于激光的快速扫描速率,是快速扫描速度的2 000倍,约与扫描方向的像素数相对应。

5. 自发荧光消退   曝光后的成像板中已形成潜影,即便成像板未被读取,仍在暗盒内存放着,随着时间的推移,俘获的信号会呈指数规律逐渐消退,这种现象称为自发荧光消退。

一次曝光后,典型的成像板会在10min至8小时之间损失25%的存储信号,这个时间段之后信号的损失逐渐变慢。信号的消退在读取时表现出曝光的不足,故要求我们在工作中对曝光后的成像板及时读取,以消除自发荧光消退的影响。

二、四象限理论

计算机 X 线摄影系统应用数字成像处理技术把从 IP 板上阅读到的 X 线影像数据转变为能进行诊断的数字图像,这些数据能够在 CRT 上显示,也可以通过胶片进行记录。在 X 线采集条件不理想的情况下,导致过度曝光或曝光不足,但 CR 系统可以把他们变成具有理想密度和对比度的影像,实现这种功能的装置就是曝光数据识别器(EDR)。EDR 结合先进的图像识别技术如分割曝光识别、曝光野识别和直方图分析来很好地控制图像的质量。我们可以运用四象限理论来进行相对直观的原理展示。

EDR 是利用在每种成像采集菜单(成像部位和摄影技术)中 X 线影像的密度和对比度具有自己独特的性质来运作的,EDR 数据来自 IP 板和成像菜单,在成像分割模式和曝光野的范围被识别后,就得出了每一幅图像的密度直方图。对于不同的成像区域和采集菜单,直方图都有不同的类型相对应。由于这种特性,运用有效的成像数据的最大值 S_1 和最小值 S_2 的探测来决定阅读条件,从而获得与原图像一致的密度和对比度。阅读条件由两个参数来决定,阅读的灵敏度与宽容度,更具体地说是光电倍增管的灵敏度和放大器的增益,调整以后,将得到有利于处理和储存的理想成像数据。

EDR 的功能和 CR 系统工作原理将归纳为四个象限来进行描述(图 4-2)。

FCR 的研发者将 CR 系统影像处理的运行原理归纳为“四象限”理论。

第一象限涉及 IP 板的固有特征,即 X 线的辐射剂量与激光束激发 IP 板的光激励发光(PSL)强度之间的关系。二者之间的关系在大于 $1:10^4$ 的范围是线性的。该线性关系使 CR 系统具有高敏感性和宽动态范围。

第二象限涉及输入到影像阅读装置(image reader, IRD)的光激励发光强度(信号)与通过 EDR 决定的阅读条件所获得的数字输出信号之间的关系。IRD 有一个自动设定每幅影像敏感性范围的机制,根据记录在 IP 板上的成像信息(X 线剂量和动态范围)来决定影像的阅读条件。图 4-2 中所示,例 1 的读出条件由 A 线指示,使用了较高的 X 线剂量和较窄的动态范围;例 2 的读出条件由 B 线指示,使用了较低的 X 线剂量和较宽的动态范围。由于在第一象限中 IP 板性质的特性化和在第二象限的自动设定机制,成像与显示的特征是分别独立控制的。读出的影像信息被馈送到第三象限的影像处理装置中。

第三象限涉及影像处理装置(image processor, IPC)显示出适用于诊断的影像。也就是说,显示的特征是可以独立控制的,可根据诊断要求施行谐调处理、空间频率处理和减影处理等,使影像能够达到最佳的显示。

第四象限涉及影像记录装置(image recorder, IRC)。馈送到 IRC 的影像信号重新被转换为光学信号以获得 X 线照片。IRC 对 CR 系统使用的胶片特性曲线自动实施补偿,使相对于曝光曲线的影像密度是线性的。这样,第四象限决定了CR系统中输出的X线照片的特性曲线和常规X线照片的特性曲线不同。CR系统的特性曲线是依据X线剂量和成像范围自动改变的。

上述四象限理论中,第一象限涉及IP板的固在特征,在系统运行中是不能调节的。第二至四象限则在系统运行中可充分调节,实施影像处理功能。CR系统四象限理论示意图见图4-2。

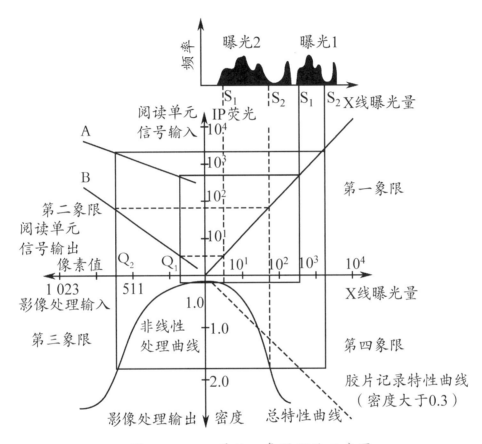

图4-2 CR系统四象限理论示意图

三、曝光指示器

光激励存储荧光体(photostimulable storage phosphor, PSP)系统可以在曝光不足或过度时都能提供适当的光学密度或影像灰阶输出值,这归功于大宽容度响应和将信号定标在预设输出范围的算法,运用不适当技术时潜在的问题因此可能被掩盖。

在成像板上具有平均入射照射量指示值来验证摄影技术是否正确,这一点十分重要。相对曝光指示值主要依赖探测器上吸收的能量以及在处理过程中PSL释放的强度,因此,能量积存和荧光体衰减都对曝光指数产生影响。照射野分割和直方图分析同样影响曝光指示值。同时,不恰当地使用处理算法也会使曝光指示产生变化。

对于所有的数字系统而言,在对被照体成像时,IP板上的照射量在整幅影像中都有所不同。使用任何单一的数值来表达照射量是不可能的,即使是一个校准过的绝对曝光度量标准。事实上,所有的曝光指示器都是反映 IP 板上一些特定区域的统计特征(比如均值中位数)。因此,我们要认识到,曝光指数只是探测器上照射量的估计值,而不是一个绝对值。另外,曝光指示值随千伏峰值(kilovolt peak, kvp/kVp),的变化而变化,随和 IP 板的不同衰减 / 吸收对线束滤过作用的不同而不同。熟悉和掌握由生产商提供的具体使用方法有助于进一步了解曝光指示的数值,并能够将这些值与探测器感光度更好的结合,确定出最佳的校准方法。

(一) Fuji 系统

Fuji PSP 系统使用感光度值来实现对入射照射量的评估,此照射量穿过被照体后到达成像板。标准分辨率(standard resolution)的成像板在常规的处理条件下,在无滤过 80kVp 线束下通过以下公式得出系统的感光度值:

$$S \cong \frac{200}{exposure\,(\,mR\,)}$$

成像板上较低(高)的入射照射量会产生较低(高)的 PSL 信号(取决于直方图分析)。这种情况下,需要增加(降低)信号的放大率来获得数字化的最优化信号范围。根据曝光直方图的形状,放大的量值间接地由系统感光度值来表达。计算机算法根据不同的解剖特征描绘出不同的直方图形状,确定最大值、最小值和中位值。按照上面所述对信号的放大进行调整,将中位值映射为输出范围的中点。Fuji 系统常采用的两种算法包括自动模式和半自动模式。自动模式是将整个图像的区域用于图像分割和直方图评估,根据直方图的最大值和最小值间的像素点来确定曝光宽容度;而半自动模式则是预先设定宽容度的范围,对特定的图像区域(例如中央的 10cm×10cm 区域)进行图像分割和直方图评估。

第三种选择称为固定感光度模式。在 IP 板读出时,用户要预先设定感光度值。这种模式下的系统就类似于传统屏 - 片探测器,在摄影技术方面当然要求准确地选择。

(二) Kodak 系统

Kodak 系统所使用的曝光指数,与成像板上平均入射照射量的对数成正比,计算公式为:EI ≅ 1 000×log(exposure in mR)+2 000。

1mR 的照射量(80kVp, 0.5mm Cu, 1mm Al 滤过)产生的曝光指数为 2 000。在相同准直系统下,10mR 的照射量产生的曝光指数为 3 000,0.1mR 产生 1 000 的曝光指数。对荧光屏的照射量加倍时,曝光指数值增加 300。因此 EI 的单位是 "kilobels"(类似工程学中常用的单位分贝)。当使用高分辨率 PSP 接收器(HR 成像板)时,EI 具有较低的范围,这是由于 IP 板的衰减较低所决定的。

(三) AGFA 系统

AGFA 系统使用了一种叫作 "lgM" 的曝光指示值,它是原始直方图照射量中位值的对数。每一次 AGFA PSP 检查都设定一种感光度等级（speed class），系统会以想要的感光度为中心，对在 4 个数量级范围变化的照射量进行补偿。

lgM 值指的是成像板的实际照射量与仅为平均灰阶值的扫描均值（scanned average level, SAL）有一种数学关系。用 75kVp 和 1.5mm Cu 附加滤过，感光度等级为 200，2.2mR（20mGy）照射量对成像板曝光产生的 SAL 值为 1 800。作为 PMT 输出的方根放大的结果，感光度等级 200 的 SAL 值的特性响应为：

$$SAL_{200}=1\ 214 \times [\ 照射量（mR）]$$

SAL 值随着感光度等级 S 的方根值的增加而增加：

$$SAL（S）=SAL_{200} \times （S/200）^{0.5}$$

灰阶数值可重新表达为照射量的对数值，这里的 4095 等同于 3.276 8，零点未加定义。lgM 与 SAL 的关系为：

$$lgM=3.276\ 8-\log[（4\ 095/SAL）^2]$$

联合以上三个等式并将其简化，lgM 与照射量的确切关系为：

$$照射量（mR）=[（2\ 276/S）\times（10^{（lgM-3.276\ 8）}）]$$

从这个等式中可以断定，lgM 的数值有 0.3 的变化时，对应的照射量将有两个数量级的变化。尽管 lgM 的绝对数值依赖于感光度等级，但 lgM 和照射量之间的相对变化是与感光度等级无关的。因此，lgM 用"lgE"单位来表达，相当于贝尔（bels, B）。

这个相对照射量的范例，被合并到剂量监测软件中，并作为 AGFA PSP 系统的一个选件。对于每一检查、体位和暗盒尺寸，lgM 的平均值要么经过 50 次检查后计算得出，要么手动设置。对于哪种类型、体位和暗盒尺寸在后来的每次检查中，lgM 值都要与标称 lgM 值进行比较。剂量的偏移同时以数值和温度曲线的形式表达出来。每种类型的最后 100 次检查的标称 lgM 值和平均统计结果可以打印或以电子格式保留。

（四）Konica 系统

Konica REX 值由以下公式计算得出：

$$S=QR \times E_1/E$$

这里 QR 是预置的量化范围，E_1 是成像板上产生数值 1 535 时的照射量（mR），E 是成像板上用于计算 S 值的区域的平均照射量。以 QR 值 200 为例，在 80kVp 的条件下，IP 板上 1mR 照射量，系统准值后显示数值为 1 535。因此，照射量 1mR 时对应的 S=200×（1/1），照射量 2mR 对应的 S 值为 100。

生产商通常是以在 IP 板上产生 1mR 的照射量（尽管能量会有变化）为基础的"目标"照射量，这样就很类似一个"感光度 200"等级的探测器。因为相对于感光度 400 的屏－片探测器，PSPIP 的吸收效率较低，而我们需要获取与屏－片探测器基本相同的 SNR。另外一点是，生产商用于校准的 X 线质也有所不同。所有系统的曝光指数的稳定性主要依赖于 kVp 和滤过。目前我们正在努力制订一个标准化的方法，对所有的 DR 系统的曝光指示值进行校准，目前正由 AAPM 进行拟定。

第二节 数字 X 线摄影

一、概 述

1986 年随着 DSA（digital subtraction angiography）技术的问世，在布鲁塞尔第 15 届国际放射学术会议上首次提出数字 X 线摄影（digital radiography, DR）的物理学概念，开启了计算机技术与传统 X 线成像技术结合的发展进程。

后来，CR 问世，率先实现了常规 X 线摄影的半数字化。20 世纪 90 年代后期，薄膜晶体管（TFT）阵列等新技术推出，使数字 X 线摄影的探测器研制取得了突破性进展，多种类型的固态一体化平板探测器（flat panel detector, FPD）投入临床应用，将此类成像技术称为数字 X 线摄影技术。由于各生产厂家在 DR 成像设备中采用的成像元器件及成像方式不同，DR 的设备类型越来越多。

随着硬件及软件不断被研发，DR 的成像功能也越来越扩展，图像显示由静态到动态，由平片到体层，由重叠到减影，由局部到全长。设备的改进推动着医学影像技术和医学影像诊断学的发展。

二、直接转换式平板探测器

（一）概念

直接转换式平板探测器名称中有两层含义。一是直接转换，指该探测器利用的光导半导材料是非晶硒，非晶硒俘获入射的 X 线光子后，直接将接收到的 X 线光子转换成电信号，故称其为直接转换。二是平板探测器，指探测器的单元阵列采用的是薄膜晶体管（TFT）技术。制成的探测器外形类似平板状，所以，这种探测器称为直接转换式平板探测器。

多丝正比电离室探测器虽属直接转换式，但其结构非板形，是一种狭缝扫描装置，不属于平板探测器。

（二）成像原理

透过被照体的 X 线照射到平板探测器的非晶硒层时，由于非晶硒的导电特性被激发出电子 – 空穴对，即一对正负电子。该电子 – 空穴对在外加偏置电压形成的电场作用下被分离并反向运动，负电子跑向偏压的正极，正电子跑向偏压的负极，于是形成电流。电流的大小与入射线光子的数量成正比。

每个 TFT 形成一采集图像的最小单元，即像素。每个像素区内有一个场效应管，在读出该像素单元电信号时起开关作用。在读出控制信号的控制下，开关导通，存储于电容内的像素信号逐一按顺序读出、放大，送到模 / 数转换器，从而将对应的像素电荷转化为数字化图像信号。信号读出后,扫描电路自动清除硒层中的潜影和电容存储的电荷,为下一次的曝光和转换做准备。

三、间接转换式平板探测器

（一）概念

电荷耦合器件（charge coupled device，CCD）阵列探测器，能够将光信号转变为电荷并将电荷存储及转移，也可将存储的电荷取出使电压发生变化,因此是理想的摄像机元件。

间接转换型探测器系指 X 线影像信息在转换为电子信号过程中,中间需要经过光电转换之后再变为电信号。属于此类型的探测器有间接转换式平板探测器（碘化铯 + 非晶硅,或使用硫氧化钆 / 铽 + 非晶硅）和闪烁体 +CCD 阵列探测器。因闪烁体 +CCD 阵列探测器在制作过程中,闪烁体和 CCD 阵列之间需要有一定的距离,故探测器外形尺寸较厚,不属于平板探测器。

（二）非晶硅平板探测器成像原理

位于探测器顶层的碘化铯（CsI）闪烁晶体,受到 X 线照射后,由于它的特性将入射的 X 线光子转换为可见光,可见光激发碘化铯层下的非晶硅光电二极管阵列,使光电二极管产生电流,从而将可见光转换为电信号,在光电二极管自身的电容上形成储存电荷。

每一像素电荷量的变化与入射 X 线的强弱成正比,同时,读出阵列还将空间上连续的 X 线图像转换为一定数量的行和列构成的总阵式图像。点阵的密度决定了图像的空间分辨率。在中央时序控制器的统一控制下,居于行方向的行驱动电路与居于列方向的读取电路将电荷信号逐行取出,转换为串行脉冲列并量化为数字信号。获取的数字信号经通信接口电路传至图像处理器,从而形成 X 线数字图像。

四、直接与间接方式性能比较

（一）非晶硒平板探测器

1. 非晶硒 FPD 的最大优点是 X 线光子能直接转换成电信号,无中间环节,避免电信号的丢失和噪声的增加,提高空间分辨力,不存在其他类型 DR 探测器因增感屏或闪烁体引起光线散射而造成的图像模糊效应。

2. 非晶硒光导材料的分辨率特性好,灵敏度高,因此量子检测效率（detective quantum efficient，DQE）和光学传递函数（modulation transfer function，MTF）高,普通 DR 空间分辨率可达 3.6LP/mm,动态范围可达 10^4~10^5,图像层次丰富,图像质量好。

3. 非晶硒的吸收效率高,转换特性在 1∶10 000 范围内是线性的,曝光宽容度大,容许一定范围内的曝光误差,经过图像后处理修正图像质量;并且配合自动曝光控制功能,可基本杜绝因曝光参数选择不当所致重复摄影。

4. 非晶硒 FPD 对环境要求高,需要较高的偏置电压;以硒为基础的探测器由于曝光后存在潜影滞后,刷新速度慢,所以动态摄影速度受到限制。

5. 大面积的 TFT 生产工艺复杂,在工业生产中存在较大难度。

（二）非晶硅平板探测器

1. 非晶硅平板探测器和非晶硒平板探测器相同,非晶硅平板探测器成像速度快,具有良好的空间及密度分辨率、高信噪比、直接输出数字化信号等优点,其临床应用基本相同。

2. 非晶硅平板探测器与非晶硒平板探测器成像方式相比,非晶硅光电二极管是将荧光材料转换的可见光再转换成电子信号。X 线在转换成可见光过程中,就会产生一定的散射和反射,使得部分有价值的信息丢失或散落,在一定程度上降低了 X 线感光度和空间分辨率。

3. 非晶硅抗辐射能力强,是较为理想的 X 线探测器材料,能适应多次曝光摄影和透视的需要,在获取高质量动态影像方面具有优势。

非晶硅和非晶硒两种平板探测器是目前 DR 成像设备中使用最多的类型机。

五、乳腺摄影成像原理

近年乳腺 X 线摄影需求量大大增加,极大促进了乳腺 X 线摄影进入数字化时代的步伐,数字化摄影辐射比屏 – 片系统低、图像显示好、密度分辨力高,能对图像进行后处理,能更早发现病变,还支持远程会诊,所以乳腺 X 线摄影技术的质量控制对乳腺病变的 X 线诊断至关重要。

（一）乳腺摄影的原理和特性

1. 乳腺结构特点　乳腺的大体解剖包括乳头、乳晕、皮肤、脂肪、乳腺叶、输乳管及乳房悬韧带等,全部为软组织结构,密度相差不大,缺乏天然对比,所以乳腺摄影需要使用低能量、波长较长、穿透物质能力较弱的软 X 线,即 40kV 以下管电压产生的 X 线。

2. 乳腺摄影原理　乳腺 X 线摄影使用钼靶 X 线机,它的阳极靶面是钼（Mo）制成的,产生的是软 X 线,机器结构按乳腺生理特征设计。管电压调节范围是 20~40kV,当管电压在 35kV 左右时,产生 K 系特征辐射,平均能量为 20keV,释放的 X 线波长约为 0.063nm,恰好在软组织摄影所获得的 X 线对比度最大的理想波长范围内。

K 系特征辐射是钼靶产生全部辐射的最强部分,即钼靶 X 线管产生的 X 线能谱中的两个峰值部分,波长恒定,范围较窄,单色性强,适合乳腺摄影。

为保证乳腺摄影的成像效果和质量,成像系统结构中还应具备以下特征:

（1）X 线管焦点控制在 0.5mm 以下。

（2）暗盒采用吸收系数较小的材料制成。

（3）增感屏的荧光体能吸收软 X 线,晶体颗粒细微,只使用单面后屏。

（4）X 线胶片选用与屏 – 胶系统匹配的单乳剂,γ 值大的专用胶片。

（5）窗口过滤常用 0.03mm 的钼和 0.025mm 的铑，滤线栅常用 80LP/cm 超密纹栅或高穿透滤线栅。

（6）实施加压技术。

（二）数字乳腺摄影

乳腺 DR 成像设备中目前使用最多的是非晶硅和非晶硒两种平板探测器，其成像原理见本章第二节数字 X 线摄影。但因乳腺摄影的各项要求相对较高，应注意以下几点：

1. 对于数字乳腺摄影来说，较高的 X 线能量可以用较小的剂量产生较好的图像质量，尤其是致密型乳腺更是如此，双靶 X 线管就基于此目的，钼－钨、钼－铑双靶 X 线机较多见。

2. 乳腺摄影需要对极小物体进行探测和分类，特别是微钙化灶可以小到 100~200μm，任何平板探测器都必须能够对这些感兴趣的极小微钙化灶进行成像。所以平板探测器的像素尺寸范围应在 50~100μm。

3. 为满足由厚到薄的乳腺组织同时清晰地显示出来，在典型的乳腺图像上，可以分辨 3 100 个灰度水平，为使系统不致图像信息损失，系统应提供 14bit 以上的动态范围。

4. 乳腺的组织结构与厚度各不相同，为减少重拍率、减少辐射剂量、提供优质的图像质量，应使用自动曝光控制（AEC）。

5. 直接转换探测器较间接转换探测器的 DQE 要高。

本章小结　　CR 用 IP 板代替了传统的 X 线胶片，对比度分辨力高、曝光宽容度大。数字 X 线摄影（DR）运用的是平板探测器（FPD），分为直接转换式平板探测器和间接转换式平板探测器，它的成像速度比计算机 X 线摄影（CR）快。

（杨　蓉）

 思考题

1. 简述 CR 的工作流程。

2. 简述 "四象限" 理论。

3. 简述 IP 板的组成结构。

4. 试述非晶硒 FPD 和非晶硅 FPD 的成像过程。

5. 简述乳腺摄影原理。

第五章 | DSA 成像理论

05章

05 章 数字资源

第一节 基 本 原 理

一、成 像 原 理

（一）概述

DSA 基于数字荧光成像。60 年代初，X 线机与影像增强器、摄像机和显示器相连接。20 世纪 60 年代末，开发了碘化铯输入荧光体。20 世纪 80 年代初，开始了数字 X 线成像，在 X 线电视系统的基础上利用计算机数字化处理，使模拟视频信号经过采样模 / 数转换后直接进入计算机进行存储、分析和保存。这种系统实际上是 X 线电视系统与计算机数字图像系统的结合，最具有代表性的是 DSA，它是诊断血管疾病的"金标准"，促进了介入治疗技术的普及和推广，亦促成了专门用于 DSA 的设备的诞生。

（二）成像原理

DSA 是建立在图像相减的基础上的，最早是利用两张相似图像照片，做光学减影处理来突出两者间的差别。目前的 DSA 是基于顺序图像的数字减影，其结果是在减影图像中消除了整个骨骼和软组织结构,使浓度低的对比剂所充盈的血管在减影图像中被显示出来。

DSA 是利用影像增强器将透过人体后已衰减的未造影图像的 X 线信号增强,用高分辨率的摄像机对增强后的图像做一系列扫描。扫描本身就是把整个图像按一定的矩阵分成许多小方块,即像素。所得到的各种不同的信息经模/数转换成不同值的数字,然后存储起来。再把采集到的造影图像的数字信息与未造影图像的数字信息相减,所获得的不同数值的差值信号,经数/模转换成各种不同的灰度等级,在阴极射线管上构成图像。由此,骨骼和软组织的影像被消除,仅留下含有对比剂的血管影像。

对采集到的没有注入对比剂的数字图像矩阵存于存储器 1 内作为 mask 像。把采集到注入对比剂的数字图像矩阵存于存储器 2 内,称其为造影像。然后经运算逻辑电路使两图像对应部分进行数字相减,则得出减影图像矩阵,存入显示存储器中,再经显示器显示出来,即减影像。

因此,在造影期间进行两次曝光,一次是在对比剂到达兴趣区之前,一次是在对比剂到达兴趣区并出现最大浓度时。如果病人在曝光过程中保持体位不移动,则两图像之间的唯一差别是含有对比剂的血管,它们两者的差值信号就是 DSA 的信号。随着血管内对比剂的投射浓度(PI)与血管直径(d)乘积的增加,DSA 差值信号也增加。故 DSA 的信号由对比剂的投射浓度(PI)和血管直径(d)所决定。

二、成 像 方 式

DSA 的成像方式分为静脉 DSA(IVDSA)和动脉 DSA(IADSA)。静脉 DSA 分为外周静脉法和中心脉法;动脉 DSA 分为选择性动脉 DSA 和超选择性动脉 DSA。现阶段随介入放射学的发展及广泛的临床应用,以选择性和超选择性动脉 DSA 为主。

(一)静脉 DSA

发展 DSA 最初的动机是希望通过静脉注射方式显示动脉系统,因此,最早应用的 DSA 检查采用外周静脉(如肘静脉)注射大量对比剂。但是,实验与临床应用的结果很快证实,即使是显示较大的血管,也需做对比剂团注。团注(bolus injection)的概念是在单位时间内向血管内注入一定量的对比剂,其量略大于同期血管内的血流量,从而取代该节段血管内的血液。当这部分血流流经兴趣血管时,其中的对比剂仍保持密实,稀释较少,从而达到较高的对比。

但是,静脉内团注的对比剂在到达兴趣动脉之前被各心腔与肺循环稀释。可以用简单的流量理论估计静脉给造影时被稀释的情况。稀释的碘的平均动脉浓度(P)是所注射碘的总量(mg)除以造影团块通过期间的血容量(ml),即:

$$P_1 = \frac{P_c \times R \times T}{V}$$

P 为碘的平均动脉浓度;P_c 为对比剂浓度;R 为注射速率;T 为注射时间;V 为对比剂

团块通过期间总血量。

在外周静脉法中,对比剂离开左心室时需要 8s,R 为 20ml/s,T 为 2s,假设心输出量为 100ml/s,将此值代入上式:

$$P_1 = \frac{P_c \times 20\text{ml/s} \times 2\text{s}}{800\text{ml}} = \frac{P_c}{20}$$

这就是说,当对比剂从外周静脉到达动脉系统时,其原来的平均碘浓度已被稀释为 1/20。

另外,还可以用指示剂稀释法或 Stewart-Hamilton 关系式来描述对比剂衰减的时间－浓度曲线,估计对比剂的稀释情况。

$$\text{曲线的峰值碘密度} \propto \frac{\text{注射碘总量}}{\text{中心血容量}}$$

$$\text{对比剂团曲线宽} \propto \frac{\text{中心血容量}}{\text{心输出量}}$$

中心血量是指注射部位与感兴趣区之间的所有血量,对比剂在此过程中被稀释。兴趣血管的显示还和显影峰值碘浓度及对比剂团廓清曲线宽度有关。

Stewart-Hamilton 关系式对 DSA 的提示:

1. 动脉内碘浓度与对比剂的碘浓度成正比。

2. 兴趣区血管内峰值碘浓度与注射对比剂团廓清曲线峰值高度成正比,但不影响曲线宽。因而,IVDSA 检查中若希望得到较理想的高而窄的对比剂廓清曲线(时间－浓度曲线),一般要每次注射大剂量对比剂,一次典型的 IVDSA 检查大约需要注射 40g 碘甚至更多。所以说静脉给对比剂时,动脉内的碘浓度大大降低,实际应用中 IVDSA 需要对比剂的量大而浓度高。

3. IVDSA 时,动脉内碘浓度取决于所给予的碘总量,与注射速率无关。因为对比剂团块必须流经体循环和肺循环,且循环路径长。在心血管的弹性限制和耐受范围内,对比剂的流率是很难改变病人原有的血流速度。

4. IVDSA 时,注射位置可行中心或外周注射对比剂,前者是指把导管顶端送到右心房或上、下腔静脉开口附近,后者只需在肘部穿刺后使导管沿正中或贵要静脉上行 10cm 以上。和中心注射相比,外周注射较方便,但是对比剂注射速度相应较低,中心血容量较大。比如以 10ml/s 速度注射 40ml 对比剂,则注射时间已长达 4s,大致相当于肺循环时间。中心血容量为心输出量与平均通过时间的积,即对比剂在其中被稀释的血量。中心血容量增加导致对比剂团廓清曲线的峰值降低,宽度增加。和中心注射相比,外周注射时碘信号值大约减少 20%。DSA 中,血管显示需要的最低限度的碘量与血管直径成反比,故低的碘信号值对于小血管的显示极为不利。

5. 心功能差的病人,心输出量低,而中心血量高。这样,将降低时间－浓度曲线的峰值,并延长曲线宽度。心功能太差的病人,不宜做 IVDSA,原因是大剂量的对比剂加重了病人的负荷,高渗性的离子型对比剂也使血容量增加,图像质量差。

综上所述,IVDSA 中的外周静脉法,动脉显影的碘浓度是所注射对比剂浓度的 1/20,对比剂团廓清曲线的峰值与注射碘的总量成正比,与心输出量成正比,与中心血量成反比。所以,IVDSA 是一种高剂量的造影检查,每次检查需要多次注入大量对比剂,方能显示感兴趣区的全貌。

(二)动脉 DSA(IADSA)

IADSA 分为选择性动脉 DSA 和超选择性动脉 DSA,目前应用广泛,它使用的对比剂浓度低,对比剂团块不需长时间的传输与涂布,并在注射参数的选择上有许多灵活性。同时影像重叠少,图像清晰、质量高,DSA 成像受病人的影响小,对病人的损伤也小。

DSA 的一个极为重要的特性是,DSA 显示血管的能力与血管内碘浓度和曝线量平方根的乘积成正比。比如,欲使一直径 2mm 的血管及其内径 1mm 的狭窄与一直径 4mm 的血管及其内径 2mm 的狭窄成像一样清晰,可有两种选择:将血管内的碘浓度加倍或将曝线量提高到 4 倍。在这种情况下,大大提高曝线量,从设备的负荷与病人的辐射剂量方面讲都是不现实的,当然以提高血管内的碘浓度更为可取,因而动脉 DSA 及其亚型(选择性和超选择性 IADSA)的方法应运而生。

IADSA 时,对比剂直接注入兴趣动脉或接近兴趣动脉处,对比剂稀释要轻微得多。比如,在颈总动脉于 ls 内注入 8ml 15% 的对比剂(75mg/ml),同时典型的血流速度为 8ml/s,那么由于注射的压力,对比剂可潜在地置换血流达 1s。即使有些轻微的稀释,动脉内的碘浓度在此期间也仍会有 50~70mg/ml,比用较高剂量、较高浓度注射的 IVDSA 可在同一部位达到的碘浓度仍高 3~4 倍,可明显改善小血管的显示。

由于 DSA 对于对比剂的对比信号很敏感,当血管内对比剂浓度高时,重叠血管就不易观察。IADSA 与血管造影相比,对比剂的用量将减少。在实际工作中,对比剂的用量、注射速率要根据兴趣动脉的内径、流量及注射部位至靶器官的距离做适当的调整。

对于 IADSA 时血管内碘含量的计算,可通过时间 - 视频密度曲线和时间 - 浓度曲线对感兴趣区进行测量与推算,可得到对比剂出现和消失的时间,对比剂在血管内循环过程及流率,对比剂时间 - 浓度曲线的波幅、波宽、斜率等。这些指标对选择对比剂的量、浓度、流率有参考价值,同时对疾病的诊断提供科学的依据。

综上所述,IVDSA 有以下缺点:

1. 静脉内注射的对比剂到达兴趣动脉之前要经历约 20 倍的稀释。

2. 需要高浓度和大剂量的对比剂。

3. 显影血管相互重叠对小血管显示不满意。

4. 并非无损伤性,特别是中心静脉法 DSA。

IADSA 通过临床实践具有如下优点:

1. 对比剂用量少,浓度低。

2. 稀释的对比剂减少了病人的不适,从而减少了移动性伪影。

3. 血管相互重叠少,明显改善了小血管的显示。

4. 灵活性大,便于介入治疗,无大的损伤。

（三）动态DSA

DSA 的影像是从蒙片与含造影片相减的过程中分离出来的。在造影过程中,由于肢体移动,就会出现蒙片与造影片配准不良而产生运动性伪影的 DSA 图像,然而,随着 DSA 技术的发展,对于运动部位的 DSA 成像,以及 DSA 成像过程中球管与检测器同步运动而得到的系列减影像,均已成为了事实。所以,将 DSA 成像过程中,球管、人体和检测器的规律运动的情况下而获得 DSA 图像的方式,称为动态 DSA。

三、减 影 方 式

DSA 的减影方式基本上分为三种,即时间减影、能量减影和混合减影。20 世纪 60 年代曾经采用过光学减影、电视减影,目前已不再应用,现应用最多的是时间减影中的连续方式、脉冲方式和路标方式。

（一）时间减影

时间减影是 DSA 的常用方式,在注入的对比剂团块进入兴趣区之前,将一帧或多帧图像做 mask 像储存起来,储存起来的图像与时间顺序出现的含有对比剂的充盈像一一进行相减。这样,两帧间相同的影像部分被消除了,而对比剂通过血管引起高密度的部分被突出地显示出来。因造影像和 mask 像两者获得的时间先后不同,故称时间减影。

1. 常规方式　常规方式是取 mask 像和充盈像各一帧进行相减,有手动和自动供选择。手动时由操作者在曝光期根据显示器上显示的造影情况,瞬间摄制 mask 像和充盈像,mask 像的选定尽可能在血管充盈前的一瞬间,充盈像的选定以血管内对比剂浓度最高为宜;自动时由操作者根据导管部位至造影部位的距离、病人的血液循环时间、事先设定注药至 mask 像间的时间,以及注药到充盈像的时间。这样,mask 像和充盈像就根据设定而确立,并做减法运算。

2. 脉冲方式　脉冲方式为每秒进行数帧的摄影,在对比剂未注入造影部位前和对比剂逐渐扩散的过程中对 X 线图像进行采集和减影,最后得到一系列连续间隔的减影图像。此方式与间歇性 X 线脉冲同步,以一连串单一的曝光为其特点,射线剂量较强,所获得的图像信噪比较高,图像质量好,是一种普遍采用的方式。这种方式主要适用于脑血管、颈动脉、肝动脉、四肢动脉等活动较少的部位,对腹部血管、肺动脉等部位的减影也可酌情使用。

3. 超脉冲方式　超脉冲方式是在短时间内进行 6~30 帧 /s 的 X 线脉冲摄像,然后逐帧高速重复减影,具有频率高、脉宽窄的特点。连续观察 X 线数字影像或减影图像,具有动态显像。

这种方式的优点是能适应心脏、冠状动脉、主动脉、肺动脉等活动快的部位,图像的运动模糊小。

4. 连续方式　X线机连续发出X线照射,得到与电视摄像机同步、25~50帧/s的连续影像信号。亦类似于超脉冲方式,以电视视频速度观察连续的血管造影过程或血管减影过程。这种方式的图像频率高,能显示快速运动的部位,如心脏、大血管,单位时间内图像帧数多,时间分辨率高。

5. 时间间隔差方式　mask像不固定,顺次随机地将帧间图像取出,再与其后一定间隔的图像进行减影处理,从而获得一个序列的差值图像。mask像时时变化,边更新边重新减影处理。时间间隔方式相减的两帧图像在时间上间隔较小,能增强高频部分,降低了由于病人活动造成的低频影响,对于心脏等具有周期性活动的部位,适当地选择图像间隔帧数,进行时间间隔方式减影,能够消除相位偏差造成的图像运动性伪影。时间间隔也可以作为后处理方式。

6. 路标方式　路标技术的使用为介入放射学的插管安全和迅速创造了有利条件。具体操作是:先注入少许对比剂后摄影,再与透视下的插管做减影,形成一幅减影血管图像,作为一条轨迹并重叠在透视影像上,这样就可以清楚地显示导管的走向和尖端的具体位置,使操作者顺利地将导管插入目的区域。

这种方法分为三个阶段:

(1) 活动的数字化透视图像,踩脚闸到松开脚闸,最后的图像——辅助mask像形成。

(2) 活动的减影透视,减影开始于一幅mask像形成之后,只要没有注射对比剂,显示器上就没有图像,注射少量对比剂后,血管开始显像,血管充盈最多时对比度最高,此时充盈像代替了辅助mask像。

(3) 活动的图像与透视mask像相减,显示差值部分。

综上所述,路标技术是以透视的自然像作为"辅助mask像",用含对比剂的充盈像取代辅助mask像而做实际mask像,与后来不含对比剂的透视像相减,获得仅含对比剂的血管像,以此作为插管的路标。

7. 心电触发脉冲方式　心电触发X线脉冲与固定频率工作方式不同,它与心脏大血管的搏动节律相匹配,以保证系列中所有的图像与其节律同相位,释放曝光的时间点是变化的,以便掌握最小的心血管运动时刻。外部心电图信号以3种方式触发采像:①连续心电图标记;②脉冲心电图标记;③脉冲心电图门控。

心电触发方式避免了心脏搏动产生的图像运动性模糊。所以,在图像频率低时也能获得对比度和分辨率高的图像。此方式主要用于心脏大血管DSA检查。

（二）能量减影

能量减影也称双能减影,即进行兴趣区血管造影时,同时用两个不同的管电压加70kV和130kV取得两帧图,作为减影对进行减影。

能量减影是利用碘与周围软组织对X线的衰减系数在不同能量下有明显差异这一

特点进行的,在质量衰减系数与能量曲线上,碘在 33keV 时,其衰减曲线具有锐利的不连续性,此临界水平称 K 缘。而软组织衰减曲线则是连续的,没有碘的特征,并且能量越大,其质量衰减系数越小。

碘的这种衰减特征与碘原子在 K 层轨迹上的电子有关,若将一块含骨、软组织、空气和微量碘的组织分别用略低于和略高于 33keV 的 X 线能量(若分别为 70kV 和120~130kV)曝光,则后一帧图像比前一帧图像的碘信号大约减少 80%,骨信号大约减少40%,气体则在两个能级上几乎不衰减。若将这两帧像相减,所得的图像将有效地消除气体影,保留少量的软组织影及明显的骨与碘信号。若减影前首先将 130kV 状态时采集的影像由 1.33 的因数加权,则减影处理后可以很好地消除软组织及气体影,仅留下较少的骨信号及明显的碘信号。

(三)混合减影

混合减影(hybrid subtraction)基于时间与能量两种物理变量,是能量减影技术同时间减影技术相结合的技术。

混合减影的基本原理是:对注入对比剂以后的血管造影图像,使用双能量 K 缘减影,获得的减影像中仍含有一部分骨组织信号。为了消除这部分骨组织信号,得到纯含碘血管图像,需在对比剂未注入前先做一次双能量 K 缘减影,获得的是少部分骨组织信号图像,将此图像同血管内注入对比剂后的双能 K 缘减影图像再做减影处理,即得到完全的血管图像,这种技术即为混合减影技术。

混合减影经历了两个阶段,先消除软组织,后消除骨组织,最后仅留下血管像。

混合减影要求在同一焦点上发生两种高压,或在同一 X 线管中具有高压和低压两个焦点。所以,混合减影对设备及 X 线球管负载的要求都较高。

第二节　特　殊　功　能

本节介绍的是动态 DSA。随着 DSA 技术的发展,对于运动部位的 DSA 成像以及DSA 成像过程中 X 线管与检测器同步运动而得到系列减影像,已成了事实。所以,将DSA 成像过程中,X 线管、人体和检测器规律运动的情况下获得 DSA 图像的方式,称为动态 DSA。按照 C 形臂的运动方式分为:旋转运动、岁差运动、钟摆运动和步进。这些检查技术,可实时动态三维显示。

一、旋转和岁差运动

(一)旋转运动 DSA

旋转 DSA 是在 C 臂旋转过程中注射对比剂,进行曝光采集,达到动态观察的检查方法。它利用 C 臂的两次旋转动作,第一次旋转时采集一系列蒙片像,第二次旋转时注射对比剂,曝光采集充盈像,在相同角度采集的两幅图像进行减影,以获取序列减影图像。近期问世的DSA成像设备,由于新软件的开发,不再单采集蒙片像。

实时旋转DSA技术采用的是角度触发技术,即C臂旋转中每间隔一定的角度自动进行图像的采集,从而大大降低了射线剂量,为医生及患者提供了最大程度的保护。旋转速度由早期的25°/s发展到60°/s,图像帧频为(8~75)帧/s可调。

实时旋转DSA技术实际上是对常规体位DSA检查的重要补充,只通过一次对比剂的注入就可以获得不同角度的多维空间血管造影图像,增加了影像的观察角度,能从最佳的位置观察血管的正常解剖和异常改变,提高病变血管的显示率。

该技术在临床上主要应用于心血管以及头颈部血管性病变,尤其是颅内动脉瘤的诊断,应用实时旋转DSA技术可以做到多角度全面观察病变部位,并可清楚地显示出动脉瘤的瘤颈,为治疗方案的选择和术后效果的评定提供了最直观的影像根据。

(二)岁差运动DSA

岁差运动是相对于旋转DSA运动观察的另一种运动采集形式,类似于常规体层摄影圆轨迹焦点和胶片的运动方式,该运动由C臂带动检测器和X线管同步转动完成。

岁差运动利用C臂和托架两个方向的旋转,精确控制其转动方向和速度,形成了X线管焦点在同一平面内的圆周运动,增强器(检测器)则在C臂的另一端,与焦点运动平面平行的平面内做相反方向圆周运动。该运动模式与天文学中的岁差运动相似,故称为岁差运动。

在运动中注射对比剂,曝光采集,形成系列减影像,同时实时动态显示。它对于观察血管结构的立体关系十分有利。

在临床应用中,岁差运动主要用于腹部、盆腔血管重叠的器官,以观察血管立体解剖关系。

二、步 进

步进主要用于四肢动脉DSA的检查,尤其是下肢血管造影的跟踪摄影,同时对介入治疗很有临床应用价值。

(一)工作原理

采用快速脉冲曝光采集图像,实时减影成像。在脉冲曝光中,X线球管和检测器保持静止,导管床携人体自动匀速地向前移动,或者是导管床与人体静止,X线球管和检测器匀速地向前移动。通过检查床面或C臂的自动移动,跟踪对比剂在血管内充盈过程并连续获取造影图像,实时减影显示。对跟踪采集的图像数据,计算机按顺序自动进行连接,以此获得该血管的全程减影像。

（二）步进方式

根据曝光时是静态下曝光还是动态下曝光,将步进分为分段步进和连续步进两种方式。

1. 分段步进　是以往常用的一种方式,预先设定步进程序。当第一段曝光时序完成后,床面或X线管自动移动一定距离后停止,此时进入第二段曝光区域,再进行曝光。第三段、第四段依此类推。相邻两曝光区域有部分重叠。对于各区域段采集后的图像数据通过计算机处理进行剪接,获得血管全程减影像。步进时序的设定以对比剂在血管内的流速决定,曝光时的区域应是对比剂在血管内充盈最佳时段。此方式的缺点是步进及曝光时序难以与对比剂的充盈高峰相吻合。

2. 连续步进　指在注入对比剂的同时,X线管以脉冲曝光方式跟踪对比剂在血管内充盈高峰同步进行,利用窄X线束连续采集,既获得了全程血管图像数据,又可降低受检者的辐射剂量。因是连续跟踪采集,重建后的全程血管减影图像不出现剪接处的位移影,血管连续显示。在连续追踪采集的过程中,可以同时转动被检四肢,使重叠的血管分离显示。

数字减影血管造影(DSA)是计算机与常规血管造影相结合的一种检查方法,它能减去骨骼、肌肉等的背景影像。传统方法的血管造影是一种操作繁琐、检查时间长、有创性和消耗较多人力、物力的检查方法。与传统方法相比,DSA是一种操作简单、安全和心血管显影清晰的检查方法。

（于学寿）

思考题

1. 简述DSA的基本原理。
2. DSA的减影方法有哪些?
3. DSA处理的特殊功能有哪些?

第六章 │ CT 成像理论

06章 数字资源

1. 知识目标:掌握 CT 扫描成像的基本过程、成像原理相关的基本概念及多层螺旋 CT 的成像特点;熟悉 CT 数据采集基本原理;了解 CT 图像重建及重建算法。
2. 能力目标:能够识别 CT 图像;能够描述出 CT 成像的过程。
3. 素质目标:提升技能水平;培养人文关怀意识;培养观察、分析和解决问题的能力。

第一节 成 像 原 理

CT 图像的基本特征可用两个词概括:即"数字化"和"体积信息"。数字化图像的最小单位为像素;无论层厚大小,CT 的扫描层面始终是一个三维的体积概念。

根据奥地利数学家 Johann Karl August Radon 的数字成像基本原理,一幅人体层面的图像可从任意方向产生,但目前 CT 成像常用的方位仅有横断面成像。

在 CT 成像中利用了 X 线的衰减特性并重建成一个指定层面的图像。

一、X 线的衰减和衰减系数

X 线的衰减是指射线通过物体后强度的减弱,其间一些光子被吸收,而另一些光子被散射,衰减的强度大小通常与物质的原子序数、密度、每克电子数和源射线的能量大小有关。根据 Lambert-Beer 吸收定律,X 线通过人体组织后的光子与源射线呈指数关系。

在一匀质的物体中,X 线的衰减与该物质的行进距离成正比。假定比例常数为 μ,

X 线的行进路程为 dX,穿过该物质后 X 线强度为 dI,则:

$$dI=-\mu dX$$

将上式进行不定积分运算,其路径 dX 被看作是 X 线所通过物质的厚度,并以 d 表示,则上式可简单写成:

$$I=I_0e^{-\mu d}$$

式中 I 是通过物体后 X 线的强度,I_0 是入射射线的强度,e 是 Euler's 常数(2.718),μ 是线性吸收系数,d 是物体厚度,这是 X 线通过均匀物质时的强度衰减规律(图 6-1),是经典的匀质物体线性衰减系数公式。

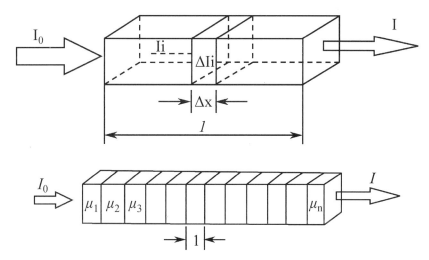

上图:X 线束透过均匀物体;下图:X 线透过 n 个小单元密度体。

图 6-1　物体对 X 线的吸收

在 CT 成像中,线性衰减系数 μ 值相对较重要,因它与衰减量的多少有关,计量单位是 cm^{-1}。根据等式 $I=I_0e^{-\mu d}$ 我们可以得到线性衰减系数 μ 值,即:

$$I=I_0e^{-\mu d}$$

$$I/I_0=e^{-\mu d}$$

$$\ln I/I_0=-\mu d$$

$$\ln I_0/I=\mu d$$

$$\mu=(1/d)\cdot(\ln I_0/I)$$

式中 ln 是自然对数,因在 CT 中 I 和 I_0 都是已知的,d 也是已知的,根据上式就可以求得 μ 值。

单一能谱射线和多能谱射线的衰减不一样,单一能谱射线又称单色射线,其光子都具有相同的能;多能谱射线(多色射线)中的光子具有的能量则各不相同。CT 成像中以多能谱射线为主。

多能谱射线通过物体后的衰减并非是指数衰减,而是既有质的改变也有量的改变。即经衰减后光子数减少,射线的平均能量增加,并使通过物体后的射线硬化。因此,我们不能简单地将等式$I=I_0e^{-\mu d}$直接应用于CT多能谱射线的射线衰减,只能用一大致相等的方法来满足这一等式。

根据X线的基本特性,我们已知X线的吸收和散射有光电作用和康普顿效应,那么多能谱射线通过一个非匀质物体后的衰减大致可以用下述等式表示:

$$I=I_0e^{-(\mu_p+\mu_c)d}$$

式中μ_p是光电吸收的线性衰减系数,μ_c是康普顿吸收的线性衰减系数。光电作用主要发生在高原子序数组织中,在某些软组织和低原子序数的物质中则作用较小;康普顿效应发生在软组织中,在密度有差别的组织中康普顿效应的作用则有所不同。另外,光电作用与射线能量大小有关,而康普顿效应并非像光电作用那样随能量的增加而增加。

二、CT 数据采集基本原理

CT的扫描和数据的采集是指由CT成像系统发出的一束具有一定形状的射线束透过人体后,产生足以形成图像的信号被探测器接收,同时,所产生的扫描数据与最终形成图像的空间分辨率、伪影等密切相关。

在成像系统中,基本组成或必备的条件是具有一定穿透力的射线束和产生、接收衰减射线的硬件设备;其中,对射线束的要求包括它的形状、大小、运动的路径和方向。

简而言之,CT的成像是透射射线按照特定的方式通过被成像的人体某断面,探测器接收穿过人体断面的射线,将射线衰减信号送给计算机处理,经计算机重建处理后形成一幅人体内部脏器的某断面的图像。

现在使用的CT机,一般有两种不同的数据采集方法(图6-2),一种是一层一层即逐层采集法(非螺旋扫描);另一种是容积数据采集法(螺旋扫描)。

逐层采集法是X线管围绕人体旋转,探测器同时接收采样数据,然后X线管停止旋转,检查床移到下一个扫描层面,重复进行下一次扫描,一直到全部预定的部位扫描完成。其间每一次只扫描一个层面。容积数据采集法是螺旋CT扫描时采用的方法,即病人屏住呼吸的同时,扫描机架单向连续旋转X线管曝光,检查床同时不停顿单向移动并采集数据,其采集的是一个扫描区段的容积数据。

在逐层采集法数据采集的第一步,X线管和探测器围绕人体旋转,根据不同的空间位置,探测器依据穿过人体的衰减射线采集数据,这一相对衰减值可由下式计算:

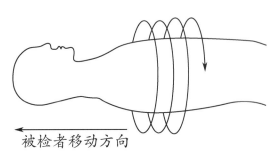

被检者移动方向

图 6-2　螺旋 CT 扫描方式

$$相对衰减值 = \ln \frac{源射线强度(I_0)}{衰减后射线强度(I)}$$

一般来说，一幅 CT 图像需要几百个采样数据，而每一个采样数据由相当量衰减射线构成，所以，一次扫描全部衰减射线可有下述关系式：

衰减射线总量 = 采样数 × 每次采样射线量

在理解采样过程中，我们还必须注意下述的情况：

1. X 线管与探测器是一个精确的准直系统。

2. X 线管和探测器围绕人体旋转是为了采样。

3. X 线管产生的射线是经过有效滤过的。

4. 射线束的宽度是根据层厚大小设置严格准直的。

5. 探测器接收的是透过人体后的衰减射线。

6. 探测器将接收到的衰减射线转换为电信号（模拟信号）。

综上所述，CT 扫描成像的基本过程是由 X 线管发出的 X 线经准直器准直后，以窄束的形式透过人体被探测器接收，并由探测器进行光电转换后送给数据采集系统进行逻辑放大，而后通过模／数转换器做模拟信号和数字信号的转换，由信号传送器送给计算机做图像重建，重建后的图像再由数／模转换器转换成模拟信号，最后以不同的灰阶形式在显示器上显示，或以数字形式存入计算机硬盘，或送到激光打印机打印出照片供诊断使用。

依据 CT 扫描的过程，最终形成一幅 CT 图像可分为下述八个步骤：

1. 病人被送入机架后，X 线球管和探测器围绕病人旋转扫描采集数据，X 线球管发出的 X 线经由球管端的准直器高度准直。

2. 射线通过人体后，源射线被衰减，衰减的射线由探测器接收。

3. 参考射线和衰减射线都转换为电信号，由放大电路进行放大；再由逻辑放大电路根据衰减系数和体厚指数进行计算、放大。

4. 经计算后的数据送给计算机前，还需由模／数转换器将模拟信号转换为数字信号，然后再由数据传送器将数据传送给计算机。

5. 计算机开始处理数据。数据处理过程包括校正和检验，校正是去除探测器接收到的位于预定标准偏差以外的数据；检验是将探测器接收到的空气参考信号和射线衰减信号进行比较。校正和检验是利用计算机软件重新组合原始数据。

6. 通过阵列处理器的各种校正后，计算机做成像的卷积处理。

7. 根据扫描获得的解剖结构数据，计算机采用滤过反投影重建算法重建图像。

8. 重建处理完的图像再由数／模转换器转换成模拟图像，送到显示器显示，或送到硬盘暂时储存，或交激光打印机制成照片。

三、CT 的图像重建

单层和多层螺旋 CT 的图像重建,除仍采用上述横断面重建基本方法外,又增加了一些图像重建的预处理步骤。

(一)单层螺旋 CT 的图像重建

根据二维图像反投影重建原理,被重建的一幅二维图像平面上的任意点,必须采用一周扫描全部角度的扫描数据,传统的非螺旋扫描方式满足了上述要求。

由于非螺旋扫描,X 线是以不同的方向通过病人获取投影数据,并利用平面投影数据由计算机重建成像,因此非螺旋扫描每一层的投影数据是一个完整的圆形闭合环,而螺旋扫描每一层的圆形闭合环则有偏差。

螺旋扫描是在检查床移动中进行,覆盖 360° 的数据用常规方式重建会出现运动伪影。为了消除运动伪影,必须采用数据预处理后的图像重建方法,从螺旋扫描数据中合成平面数据,这种数据预处理方法被称为线性内插法。

线性内插的含义是:螺旋扫描数据段的任意一点,可以采用相邻两点扫描数据通过插值,然后再采用非螺旋 CT 扫描的图像重建方法,重建一幅断面图像。

目前最常用的数据内插方式线性内插(linear interpolation,LI)方法有两种,它们是 360° 线性内插和 180° 线性内插。

360° 线性内插在螺旋扫描方法出现的早期被使用,它是采用 360° 扫描数据向外的两点通过内插形成一个平面数据。这种内插方法的主要缺点是由于层厚敏感曲线(slice sensitivity profile,SSP)增宽,使图像的质量有所下降。

180° 线性内插是采用靠近重建平面的两点扫描数据,通过内插形成新的平面数据。180° 线性内插和 360° 线性内插这两种方法最大的区别是 180° 线性内插采用了第二个螺旋扫描的数据,并使第二个螺旋扫描数据偏移了 180° 的角,从而能够靠近被重建的数据平面。这种方法能够改善 SSP,提高成像的分辨力,进而改善了重建图像的质量。

(二)多层螺旋 CT 的图像重建

多层螺旋扫描的图像重建预处理,基本是一种线性内插方法的扩展应用。但因为多层螺旋扫描探测器排数增加,在重建断面没有可利用的垂直射线。另外,由于采用多排探测器和扫描时检查床的快速移动,如果扫描螺距比值选择不当,会使一部分直接成像数据与补充成像数据交叠,使可利用的成像数据减少,图像质量衰退。

为了避免上述可能出现的情况,多层螺旋的扫描和图像重建一般要注意螺距的选择并在重建时做一些必要的修正。

多层螺旋 CT 扫描与单层螺旋 CT 相比,扫描采用的射线束已超越扇形束的范围,被称为锥形束(图 6-3)。由于射线束的形状改变,因此在图像重建中产生了一些新的问题,最主要的是扫描长轴方向梯形边缘射线的处理。

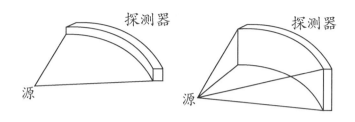

左图：扇形束；右图：锥形束。

图6-3　两种不同X线束投影的图示

目前多层螺旋CT图像重建预处理主要有两种处理方法，一种是图像重建预处理不考虑锥形束边缘的预处理，另一种是在图像预处理中将锥形束边缘部分的射线一起计算。4层螺旋CT扫描仪大部分采用不考虑锥形束边缘的预处理。根据各生产厂商采用方法的不同，通常有以下几种重建预处理方法：

1. 扫描交叠采样的修正　又称为优化采样扫描（optimized sampling scan），是通过扫描前的螺距选择和调节缩小Z轴间距，使直接成像数据和补充成像数据分开。

2. Z轴滤过长轴内插法　这是一种基于长轴方向的Z轴滤过方法。该方法是在扫描获得的数据段内确定一个滤过段，滤过段的范围大小根据需要选择，选择的范围大小又被称为滤过宽度（filter width，FW），在选定的滤过段内的所有扫描数据都被做加权平均化处理。其滤过参数宽度和形状，通常可影响图像的Z轴分辨力、噪声和其他方面的图像质量。

3. 扇形束重建　单排探测器扫描所获得的数据，一般都采用扇形束重建算法。在多排探测器扫描方法中，是将锥形束射线平行分割模拟成扇形束后，再使用扇形束算法进行图像的重建。

4. 多层锥形束体层重建　多层螺旋CT扫描由于外侧射线束倾斜角度增大，在射线束螺距小于1或者层厚螺距小于4时，会出现数据的重叠，所以，4层螺旋层厚螺距选择往往要避免使用4或6之类的偶数整数，但为了避免误操作，多数厂家已在螺距设置中采用限制措施避免这种选择的出现。

（三）16层和16层以上螺旋CT的图像重建

16层以上螺旋CT的图像重建与4层螺旋CT不同，前者已将锥形束边缘部分射线一起计算。根据各生产厂商采用方法的不同，通常有以下几种重建预处理方法：

1. 自适应多平面重建（AMPR）的方法　是将螺旋扫描数据中两倍的斜面图像数据分割成几个部分。重建时，几个部分各自适配螺旋的轨迹并采用240°螺旋扫描数据。经过上述的预处理后，最终图像重建的完成还需要在倾斜的、不完整的图像数据之间采用适当的内插计算。采用AMPR重建方法后，倾斜的、不完整的图像数据之间的内插函数的形状、宽度均可自由选择，像4层CT中的自适应Z轴内插方法一样，AMPR方法也实现了扫描螺距的自由可选，并且Z轴分辨力和病人的射线量与螺距大小无关。

2. 加权超平面重建的概念　有点类似 AMPR 方法,但起始步骤有些不同。先将三维的扫描数据分成一个二维的系列,然后采用凸起的超平面做区域重建。如先收集全部投影数据中的 1~9,然后再收集 2~10、3~11,最后再将所有扫描数据加权平均处理。经过参数优化后,可改善图像的质量。

3. Feldkamp 重建算法　是一种近似非螺旋扫描三维卷积反投影的重建方法。该方法是沿着扫描测量的射线,将所有的测量射线反投影到一个三维容积,以此计算锥形束扫描的射线。三维反投影方法对计算机的要求较高,需配置专用的硬件设备来满足重建的速度和时间要求。

（四）心电门控

心电触发序列扫描和心电门控螺旋扫描分别用于 4 层和 16 层以上的心脏成像。心电触发序列扫描是根据心电监控预设的扫描时机,在病人心电图 R 波的间期触发序列扫描,触发方式既可以选择 RR 间期的百分比,也可以选择绝对值 ms。这种方式又被称为前瞻性心电门控触发序列。

心电门控螺旋扫描又被称为回顾性心电门控螺旋扫描,目前用于 16 层以上螺旋 CT 的心脏成像。心电门控方法是:在记录心电监控信号的同时,采集一段时间、全部心动周期的扫描数据,采用回顾性图像重建的方法,将心动周期舒张期的图像重建用于诊断。

回顾性心电门控的图像重建分两个步骤:第一步采用多层螺旋内插,以修正扫描时检查床移动的影响;第二步根据所需图像的位置,采用部分扫描数据重建横断面图像。采用一周扫描的部分数据重建图像,可提高心脏扫描的时间分辨率。

回顾性心电门控螺旋扫描可采用单个或多个扇区重建心脏图像,目的是提高心脏成像的图像质量。一般在心率较慢时常采用单扇区重建;在心率较快时采用 2 扇区或多扇区重建。图像重建时扇区的划分方法有自动划分方法和根据基准图像划分方法等。自动划分方法:根据扫描时病人的心率,自动将扫描的容积数据划分为一个或两个扇区（又称为"自适应心脏容积"算法）;基准图像划分方法:先将单扇区的扫描数据重建成一个基准图像,然后再回顾性地做两扇区的图像重建,以改善心率较快病人的时间分辨率。另一种方法是根据病人的心率事先调整机架旋转的速度,以获得较好的时间分辨率,但这种方法的前提是病人的心率比较稳定。

四、CT 的重建方法

根据 CT 发展的历程,CT 的图像重建曾经使用过数种方法,但不管是非螺旋 CT 还是螺旋 CT,目前多数 CT 机采用的图像重建基本方法仍是滤波反投影法。曾经采用和目前所使用的各种图像重建算法如下:

（一）反投影法

反投影法又称总和法或线性叠加法。它是利用所有射线的投影累加值计算各像素的吸收值,从而形成 CT 图像,或者说是某一点(像素)的(吸收)值正比于通过这一点(像素)射线投影的累加。

直接反投影法的最主要缺点是成像不够清晰,需花大量的计算时间并且分辨率不够,目前已不采用这种算法成像,但这种方法却是 CT 其他成像算法的基础。

(二)迭代法

迭代法又称逐次近似法。迭代法包括代数重建法、迭代最小平方法和联立方程重建法,此处只介绍代数重建法,以点概面。

代数重建法首先对一幅图像的各像素给予一个任意的初始值,并利用这些假设数据计算射线束穿过物体时可能获得的投影值,然后用这些计算值和实际投影值比较,根据两者的差异获得一个修正值,再用这些修正值修正各对应射线穿过物体后的诸像素值。如此反复迭代,直到计算值和实测值接近并达到要求的精度为止。

迭代法早在 1956 年就被用于太阳图像的重建,后来被亨斯菲尔德用于 EMI-1 型头颅 CT 扫描机中,由于成像质量和重建时间等一些原因,目前的临床用 CT 扫描机已不采用这种重建方法。

(三)滤波反投影法

滤波反投影法也称卷积反投影法,只进行一维傅里叶变换,是解析法之一。其成像过程大致可分三步(预处理—卷积—反投影)。第一步,先将全部投影数据(衰减吸收值)做预处理,经过预处理的数据称为原始数据(raw data),该原始数据可存入硬盘,在需要时再取出为重建图像采用;第二步,将原始数据的对数值与滤波函数进行卷积,由于空间滤波函数 $h(t)$ 选取是卷积计算的关键,故称之为卷积核(convolution kernel);第三步,经滤波后的原始数据被反投影成像,并通过显示器显示。

(四)傅里叶重建法

傅里叶重建法也是解析法之一。傅里叶重建的基本方法是用空间和频率的概念表达一幅图像的数学计算方法。

采用傅里叶方法重建图像有下述优点。首先,一幅频率图像可采用改变频率的幅度来做图像的处理,如边缘增强、平滑处理;其次,这种处理方法能被计算机的工作方法接受;第三,频率信号利于图像质量的测试,如采用调制传递函数(MTF)的方法。傅里叶重建法因需要进行二维傅里叶变换,计算量较大,在实际应用中难度大于卷积反投影法。

解析法与迭代法相比有两个优点。在成像速度方面,因为图像重建的时间与被重建图像的大小和投影数有关,解析法要快于迭代法;在精确性方面,根据数据利用的情况,解析法也优于迭代法。但迭代法能用于不完整的原始数据,而解析法则不能。

五、多层螺旋 CT 的成像特点

多层螺旋 CT 的成像特点如下：

1. 扫描速度更快　最快旋转速度目前可达到每圈 0.27s，X 线管旋转一周可获得几十层图像。

2. 图像空间分辨率提高　图像的横向和纵向分辨率都显著提高。目前 4 层 CT 的横向分辨率和纵向分辨率分别是 0.6mm 和 1.0mm；16 层 CT 分别是 0.5mm 和 0.6mm；64 层 CT 则达到 0.3mm 和 0.4mm。

3. CT 透视定位更加准确　多层螺旋 CT 可同时行多层透视，应用实时重建可同时显示多个层面的透视图像，使 CT 透视引导穿刺的定位更准确。

4. 提高了 X 线的利用率　多层螺旋 CT 的 X 线束在纵向上的厚度比单层螺旋 CT 有所增加，相应的多层螺旋扫描提高了 X 线利用率，并且也减少了 X 线管的负荷，降低了 X 线管的损耗。

第二节　基　本　概　念

一、层厚、层间隔、体素

（一）层厚

层厚是指扫描后一幅图像对应的断面厚度。在非螺旋 CT 扫描方式中，准直器打开的宽度等于层厚，并且所得的层厚不能通过再次重建处理改变；在单层螺旋 CT 扫描方式中，尽管准直器打开的宽度仍然是扫描结果所得的层厚，但可通过回顾性重建（如采用小层间隔重叠重建）来改变图像的质量属性；在多层螺旋 CT 扫描中，因为同样的准直器打开宽度可由 4 排甚至 16 排探测器接收，此时决定层厚的是所采用探测器排的宽度而非准直器打开的宽度。如同样 10mm 的准直器打开宽度，可以由 4 个 2.5mm 的探测器排接收，那么一层的层厚就是 2.5mm；如果由 16 个 0.625mm 的探测器排接收，可以产生 16 个层厚为 0.625mm 的影像。

（二）层间隔

层间隔也称为重建间隔、层间距、重建增量，为被重建的相邻图像在长轴方向的距离。通过采用不同的间隔，可确定螺旋扫描被重建图像层面的重叠程度，如重建间隔小于层厚即为重叠重建。重叠重建可减少部分容积效应和改善 3D 后处理的图像质量。

（三）体素

体素是一个三维的概念，是 CT 容积数据采集中最小的体积单位。它有三要素，即长、宽、高。CT 中体素的长和宽即像素大小，都 ≤ 1mm，高度或深度由层厚决定，有 10mm、5mm、3mm、2mm、1mm 等。CT 图像中，根据断层设置的厚度、矩阵的大小，像素显示的信息实际上代表的是相应体素涵括的信息量的平均值。

二、螺 距

单层螺旋螺距的定义是：扫描机架旋转一周检查床运行的距离与射线束准直宽的比值。螺距是一个无量纲的量，根据国际电工委员会（international electrotechnical commission，IEC）说明，螺距的定义由下式表示：

$$螺距（P）= \frac{TF}{W}$$

式中 TF（table feed）是扫描架旋转一周床运动的距离，单位为 mm；W 是层厚或射线束准直的宽度，单位也是 mm。

多层螺旋 CT 螺距的定义基本与单层螺旋 CT 相同，即扫描架旋转一周检查床运行的距离与全部射线束宽度的比值。

三、窗 口 技 术

CT 值标尺被设置为 −1 024~+3 071，总共有 4 096 个 CT 值，而 CT 显示系统灰阶的设置一般为 256 个灰阶（图 6-4），大大超出人眼识别灰阶的能力（一般不超过 60 个灰阶）。窗口技术是将全范围 CT 值分时分段进行显示的技术。被显示灰阶的范围称为窗宽（W），其中间值称为窗位（C），窗宽以外的 CT 值不显示。根据此概念，我们可以计算出 CT 值显示的范围：显示下限为窗位减去 1/2 窗宽，上限是窗位加上 1/2 窗宽，数学表达式如下：

C−W/2（下限）~C+W/2（上限）

如某一脑部图像的窗宽和窗位分别是 80 和 40，那么它所显示的 CT 值范围为 0~80。同样，我们可根据窗宽和窗位的概念设计出各种不同的显示窗，如双窗、Sigma 窗等。

调节窗宽、窗位能改变图像的灰度和对比度，能抑制或去除噪声和无用的信息，增强显示有用的信息，但不能增加图像的信息，而只是等于或少于原来图像中已存在的信息。

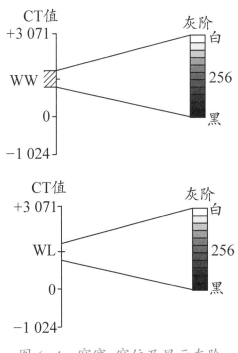

图 6-4 窗宽、窗位及显示灰阶

四、视　　野

视野（field of view，FOV）的基本含义是重建图像的范围。CT 机中的扫描视野是固定的，一般为 50cm。所选择的 5~50cm 视野都是重建范围。FOV 属于重建参数，不是扫描参数。

五、部分容积效应

在 CT 中，部分容积效应主要有两种现象：部分容积均化和部分容积伪影。CT 成像时 CT 值是根据被成像组织体素的线性衰减系数计算的，如果某一体素内只包含一种物质，CT 值只对该单一物质进行计算。但是，如果一个体素内包含三种相近组织，如血液（CT 值为 40）、灰质（CT 值为 43）和白质（CT 值为 46），那么该体素 CT 值的计算是将这三种组织的 CT 值平均，最后上述测量的 CT 值被计算为 43。CT 中的这种现象被称为"部分容积均化"。部分容积现象由于被成像部位组织构成的不同可产生部分容积伪影，如射线束只通过一种组织，得到的 CT 值就是该物质真实的 CT 值；射线束如同时通过衰减差较大的骨骼和软组织，CT 值就要根据这两种物质平均计算，由于该两种组织的衰减差别过大，导致 CT 图像重建时计算产生误差，部分投影于扫描平面并产生伪影被称为部分容积伪影。部分容积伪影的形状可因物体的不同而有所不同，一般在重建后横断面图像上可见条形、环形或大片干扰的伪影，部分容积伪影最常见和典型的现象是在头颅横断面扫描时颞部出现的条纹状伪影，这种现象也与射线硬化作用有关。

六、重　建　函　数

重建函数或称重建滤波器、卷积核等。重建函数核是一种算法，可影响图像的分辨率、噪声等。

在 CT 临床检查中，可供 CT 图像处理选择的滤波函数一般可有高分辨率、标准和软组织三种模式，有的 CT 机除这三种模式外，还外加超高分辨率和精细模式等。

高分辨率模式实际上是一种强化边缘、轮廓的函数，它能提高空间分辨率，但同时图像的噪声也相应增加。软组织模式是一种平滑、柔和的函数，采用软组织模式处理后，图像的对比度下降，噪声减少，密度分辨率提高。而标准模式则是没有任何强化和柔和作用的一种运算处理方法。

第三节 图像质量控制

一、基本概念、必要性和目标、程序及体系

（一）图像管理的基本概念

1. 国际标准化组织管理理念

（1）质量管理原则：成功的质量管理需要系统管理和透明式管理。质量管理的原则：①以病人为中心；②领导发挥作用；③全员参与；④质控的过程和方法；⑤系统管理的方法；⑥持续改进；⑦基于事实的决策方法；⑧互利原则。

（2）质量管理体系的基本原理包括：①过程方法原理，即管理体系将输入转化为输出的活动的过程方法原理；②最高管理者在质量管理体系中的作用原理；③管理文件工作原理；④质量管理体系评价原理；⑤持续改进原理；⑥统计技术作用原理。

（3）质量管理体系的要求：①识别质量管理体系所需要的过程；②确定这些过程的顺序和相互作用；③确保这些过程有效运作并对这些过程进行监控；④监控和分析这些过程，采取必要的措施以实现规划的良好结果并进行持续改进。

2. 质量与质量管理　质量是指产品的特性及满足顾客和其他相关方面要求应具备的性质。对放射诊断来说，质量就是指影像本身或该项检查固有的能满足临床诊断目的的性质。管理是指导和控制各组织的相互协调活动，即制订计划及完成计划所进行的一切活动的总和。

质量管理（quality management，QM）的主要任务是确定质量管理的方针、目标和职责范围，即制订质量计划，并为实现该计划所开展的一切活动的总和。它包括质量控制、质量保证和质量改进等。质量管理一词是广义的，质量控制是质量管理工作的重要部分。

3. 全面质量管理　所谓全面质量管理（total quality management，TQM）就是为了最经济地生产、销售令用户充分满意的合乎质量标准的产品，将企业内所有部门为质量开发、质量保证、质量改进所付出的努力统一、协调起来，从而能达到效果的组织管理活动。

对于医学影像质量管理，包括以下几方面的组织协调活动：①以低的辐射剂量获得好的影像质量；②充分满足临床诊断需要的符合质量标准的照片影像；③引进高质量的成像设备；④影像学科全员参与并共同努力开展 OA、OC 的活动。全面质量管理的重要意义在于全员树立质量意识，说明了影像质量既是影像学科全员的存在价值，又是患者的期望。

（二）质量管理的必要性和目标

1. 质量管理的必要性

（1）规范技术操作、提升影像学检查质量：操作技术对影像质量的影响至关重要。

随着医学成像方式的多样化以及医学影像在临床诊疗中的地位提升,医学影像学质量管理愈来愈受到人们的重视。规范化的技术操作是提升影像学检查质量的主要措施之一。规范化的技术操作强调成像过程以医学影像达到一定质量标准为目的,根据现有设备和仪器条件,规定相应的操作规范及检查方法,提高疾病的诊断率,减少漏诊、误诊。在我国,由于医疗资源分布不均衡,不同医院的医学影像设备和技术水平有较大差异,即使在同一医院也可能使用不同级别的检查设备,强调成像技术规范化尤为重要。成像技术规范化也是保证影像学检查质量的重要手段,同时成像技术规范化也可以使医学影像工作者在医疗实践中做到有章可循,减少医疗纠纷的发生。

（2）降低电离辐射对人体的危害:X线检查设备中 CT、DSA、CR、DR 等设备均是以 X 线为成像能源,利用人体对 X 线的吸收差异获得影像信息,因此患者在接受检查时会受到不同程度的 X 线照射,相应产生的各种不同类型和不同程度的伤害称为辐射损伤。在医学快速发展的大背景下,应用 X 线检查的数量以较快的速度增长,与 20 世纪 80 年代相比,当今的放射学检查平均剂量已由当时的 0.54mSv 增加到 3.2mSv,医用电离辐射已成为人体接受辐射照射的主要来源。

近年来,人们对医用电离辐射危害的认识逐渐深入,可以说没有任何一项 X 线检查是绝对安全的。在 X 线诊断检查过程中,患者还有可能接受超剂量的放射线,甚至可能存在不必要的重复照射。随着数字探测器摄影系统的迅速普及应用,由于其具有较大宽容度及强大的后处理功能,影像的密度和对比度都可以通过后处理发生改变,过度曝光不仅不会导致废像,还会提高影像的质量,这可能掩盖过量曝光的事实。再者,各种成像设备出于追求更高信噪比的目的,也可能不同程度地增加了曝光剂量。

因此,对影像检查实施质量管理的目的之一就是尽可能以最小的曝光剂量获得满足临床诊断要求的影像,最大限度地减少电离辐射对人体的危害。

（3）保障设备正常运转,发挥设备最大效能:随着医学影像检查新技术的不断应用,检查设备与频率也在猛增。影像学设备是医院医疗设备的主要组成部分。其质量的优劣,是影响影像质量和患者受照剂量的重要因素,关系到整个医院是否能正常运转。因此保证影像质量和控制辐射剂量的首要任务是保证影像学检查设备的质量,加强医学影像质量管理势在必行。

（4）提升影像学检查质量,保证对疾病的正确诊断:医学影像学是随着影像设备的发展而发展的,设备的成像参数、扫描方式的多样化决定了医学影像成像的复杂性。选择什么样的成像方式,采用什么样的扫描参数,对疾病的诊断有着至关重要的作用。随着先进设备的广泛使用,后处理手段的日趋丰富,对质量管理的需求也日益提升。如 CT 图像三维后处理图像质量与初始扫描参数(准直、螺距)的选择有直接关系。通常认为,准直及螺距越小,重建图像越细腻,伪影越少。而实际情况是过小的参数,不但不会提高图像质量,还会造成患者辐射剂量成倍增加、X 线球管负荷增加、计算机处理速度变慢等状况。因此进行医学成像的质量控制,建立一套系统的质量控制标准,是保证医院和患者共同受益的重要手段。

2. 质量管理的目标　质量管理的最终目的是以最低辐射剂量获得较高的影像质量,为临床诊断提供可靠的依据,体现代价、危害、利益三方面的最优化。具体要达到以下四个目的:

(1)提高影像科全体人员的专业技术及管理水平。

(2)促进影像科各专业之间的相互沟通,同心协力为影像学科的发展提出更加客观、正确的决策,对全面质量管理达成共识。

(3)建立健全各项影像学检查技术的规章制度。

(4)通过代价、危害、利益分析,以经营者的观点管理影像科。

(三)质量管理活动的程序及体系

质量管理活动的程序分为正常管理程序和出现问题时的管理程序两种。

1. 正常管理程序　一个医学影像学科的正常管理程序,可用计划(plan)、实施(do)、检查(check)和总结(action)的循环程序来进行,简称 PDCA 循环程序。

(1)计划:包括工作目标、人员分工、成像设备和材料的购置计划,以及技术路线、方法等的 QA、QC 管理活动。制订计划时注意可行性、科学性、稳定性和严肃性。

(2)实施:①人员分工明确、具体;②各类人员的职责明确、上下关系明确;③制订了合理可行的规章制度,使全体人员有章可循;④各类人员配置合理,有明确的时效性;⑤各类人员有良好的职业道德。最好的实施是通过一段运行后形成惯性运行。

(3)检查:这一个程序是保证计划能否健康实施的关键。主要工作是利用客观的物理评价与统计手段,将实施结果与计划进行对比,了解情况,发现问题并及时解决。

(4)总结:当计划实施完毕时,应根据提供的一切技术资料、数据、图表等反映出的基本情况进行总结,肯定成绩,找出存在的关键问题。找出的问题暂时解决不了的,可转移到下一次 PDCA 循环程序中。

这样的程序循环,每循环一次就向一个新的水平迈进一步,上一次 PDCA 循环是下一次 PDCA 循环的依据,从而达到全面质量管理。

2. 出现问题时的管理程序　管理活动中一旦发现问题就必须迅速作出反应,及时解决,但解决问题也有相应的管理程序。

(1)分析问题的原因:按专业组划分的 QC 小组到现场分析应有状态(或称标准状态)与现状之间的差别,然后分析出现问题的原因,通过集体讨论,确定是设备问题还是技术方法、材料、操作人员出现的问题。分析时注音客观数据资料,并从各个角度进行分析,防止先入为主。

(2)制订对策:根据找出的问题分析出现问题的原因,提出对策即解决问题的方案,制订方案的实施计划书,终止以前的做法,并按新对策实施。

(3)确认效果:实施的新方案取得良好效果时,要对效果进行确认,以取得上级主管部门的理解和支持。为防止质量效果退化,应进一步明确责任人、技术方法、注意点及操作要点,将取得的良好效果稳定下来,形成惯性运行。总结完毕要写成书面的 QC 活动报告书。若问题未得到全面解决,不要放弃,可以写出阶段性报告,成为进行下一次 QC 活动的出发点。

3. 质量保证体系的建立

(1)确定组织机构质量管理组织人员:组织机构质量管理组织人员应包括科室行政管理者、影像诊断医师、主管质量工作的技术人员、工程师和医学影像物理师等。QA 程序的首要部门是质量保证委员会(quality assurance committee,QAC),QAC 负责 QA 程序的整体规划和评估等。

(2)建立质量信息系统:质量信息是质量保证体系的基础,通过多方面的信息反馈,做出决策、组织实施,并通过质量控制,达到提高影像质量的目的。

(3)制订质量保证计划:质量保证计划为执行 QA 所制订的一个详细计划,称 QA 计划,主要包括质量目标、功效研究、继续教育、质量控制、预防性维护、设备校准和改进措施等。

通过制订质量保证计划并组织实施,达到以下目的:提高诊断质量,确保患者和工作人员的辐射剂量达到规定的最低水平,有效利用资源,节约医疗费用,确保有关影像技术质量管理及放射防护的各项法令、法规严格执行。

4. 实行管理工作的标准化、程序化

(1)科室全体人员参与,实行岗位责任制。

(2)对各类诊断设备及其附件必须实行质量控制。

(3)购买新设备的程序及验收要求。

(4)对设备使用期间的检测和维修计划。

(5)技术资料档案的保存和各种数据的收集与汇总分析。

(6)规定各类专业人员的培训与考核。

(7)对检测结果的评价及采取的行动。

(8)制订相关影像质量标准与被检者的辐射剂量限值。

(9)对质量保证计划实施情况的检查和效果的最终评价。

二、质量管理方法

常用的管理方法有主次因素分析法、因果关系分析法和管理控制图法。

(一)主次因素分析法

主次因素分析法又称主次因素图或排列图法,它是把产生质量不良的数据,以不同因素进行分类,以便分清主次因素,确定管理工作的重点。其操作方法是:①确定质量不良的原因分类项目;②确定积累的每种原因类别出现数目之和;③横坐标为产生质量不良的分类项目,左边的纵坐标表示对质量影响的绝对数,右边的纵坐标表示对质量影响的累积百分数,绘制成坐标直方图(图 6-5)。

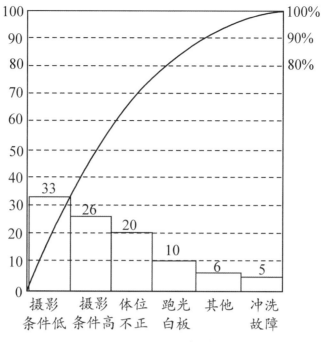

图 6-5　主次因素示意图

（二）因果关系分析法

因果关系分析法又称因果关系图法,它是对影响影像质量的诸类因素,进行分析,找出因果关系并绘制成图(图6-6)。因果关系图的特点在于能够全面地反映产品质量关系,而且层次分明,可以从中反映某一种原因是通过何种途径影响结果的。借助这种图可以追根究底,找出真正原因,便于对症下药,采取措施。

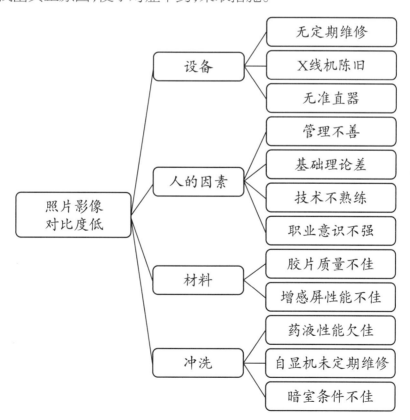

图 6-6　因果关系示意图

（三）管理控制图法

管理控制图又称 $\overline{X}$-R 管理图,是在医学影像质量管理中常用的方法。它是利用图表形状来反映作业过程中的运行状况,并据此对作业过程进行分析、监督控制的一种工具,它是用于分析和判断工序是否处于稳定状态所使用的带有控制界限的一种图表。在控制界限以内的数值的变动是容许的,其中有些是偶然的,但有些却可能是判断异常情况的线索,不能忽视。如果异常数据出现在管理界限范围（±3σ）外的频率次数占3‰时,则表明有可能出现异常情况。管理控制图适用于优化选择设备状态检测和稳定性检测的检测周期及自动冲洗机药液管理等。

$\overline{X}$-R 管理（图6-7）,表示一组平均值（$\overline{X}$）和极差（R）的变动。$\overline{X}$ 控制图主要用来观察、分析某一技术程序的平均值的变化;R 控制图主要用来观察分析某一技术的极差变化。

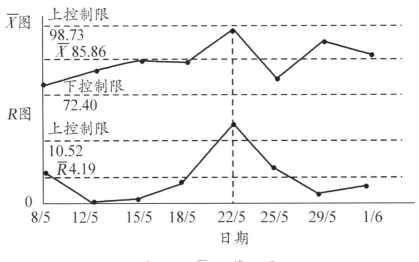

图 6-7 $\overline{X}$-R 管理图

三、影像质量评价

影像质量评价主要的评价方法可分为主观评价法和客观评价法,以及二者相结合的综合评价法。

（一）主观评价法

影像质量的主观评价,即依靠观察者（评价者）的主观判断进行的评价,其评价结果受观察者的因素影响,不同的观察者得到的结果可能不尽相同,甚至差别迥异,因而是不全面的。自20世纪早期开始国内外有关学者曾做了大量研究工作,其研究的成果主要可分为以下类型:

1. 分辨力评价法 是指以人的视觉感觉到的能分辨清楚的影像细节来评价影像质量的方法,单位是每毫米中能分辨清楚的线对数,单位记作 LP/mm。其特点是以人的视觉能分辨的影像细节评价影像质量。优点是简便易行，操作方便；缺点是因人而异，不够全面。

2. ROC 曲线法 受试者操作特征曲线（receiver operating characteristic curve，ROC curve）是以通信工程学中信号检出理论（signal detection theory，SDT）为基础，是影像检查技术和诊断方法的对照研究标准方法和应用最广泛的统计方法。

（二）客观评价法

主观评价法简单易行，但其易因观察者因素而变，不够稳定全面，研究者们开始使用构成影像的一些物理属性评价影像质量，出现了影像质量的客观评价。所谓客观评价，就是用测定构成影像的一些物理属性（参数）评价影像质量。主要有：

1. 调制传递函数评价法 调制传递函数（modulation transfer function，MTF）是从光学传递函数（optical transfer function，OTF）发展而来，并借用了无线电通信中"调制"的概念而成的。MTF 是描述成像系统分辨力（空间分辨力、锐利度）特性的重要参量，它把输入对比度与输出对比度联系起来。MTF 是空间频率的函数。

2. 噪声评价法 均方根值（root mean square，RMS）和维纳频谱（wiener spectrum，WS）是描述 X 线照片斑点（噪声）特征的物理量。RMS 即统计学中描述"统计涨落"的物理量，就是标准差，是描述不同屏－片组合系统斑点（噪声）大小的物理参量。WS 也称噪声功率谱（noise power spectrum，NPS），它描述 X 线影像中噪声能量随空间频率变化的特性，因而表示了噪声和空间分辨力的关系。

3. 噪声等价量子数和量子检出效率评价法 噪声等价量子数（noise equivalent quanta，NEQ）和量子检出效率（detective quantum efficiency，DQE）是 20 世纪 60 年代用于评价天体物理摄影系统成像质量的物理量，20 世纪 70 年代进入医学影像领域，是对系统整体性能进行量化评价的基本方法。它们比较成像设备输出侧的信噪比（signal noise ratio，SNR）和输入侧的 SNR。DQE 能提供关于系统将输入 X 线信号转换成有用的输出信号的效率，还有关于增加的噪声的测量并考虑到系统的输入／输出特性，甚至包括在图像采集过程中产生的模糊（失锐）。DQE 是不同探测器之间性能比较的可靠依据。

（三）综合评价

综合评价法是以诊断要求为依据，用物理参量作为客观评价手段，再以成像的技术条件作为保证，三者有机结合，而且注意尽量减少病人受检剂量的综合评价影像质量的方法。常规影像综合质量评价标准包括影像显示标准、画面质量标准、参考剂量水平、成像技术参数、环境因素等。

1. 影像显示标准 指照片影像上能显示特别重要的解剖结构和细节，并用可见程度来表征其性质。可见程度分为三级：隐约可见、可见、清晰可见。这取决于正确的体位设计、病人配合和成像系统的技术性能。

2. 画面质量标准 画面美观，体位设计标准，摄影标志齐全，用片尺寸合理，分格规范，照射野、照片无污染、无划痕等。

3. 参考剂量水平　参考剂量水平(dose reference level, DRL)作为放射学中病人辐射剂量管理的实用工具,国际辐射防护委员会(international commission on radiation protection, ICRP)引入了参考剂量水平的概念,参考剂量水平为一种调查水平,以一个易于测量的量来表示,通常为在体模或参考人群表面上的空气内或组织等效材料内的吸收剂量。如果病人的辐射剂量持续高于 DRL,则应采取必要的 QA、QC 措施,以降低病人的辐射剂量。国际原子能机构(international atomic energy agency, IAEA)、国际药物工程管理(international pharmaceutical engineering management, IPEM)、美国医学物理学家协会(american association of physicists in medicine, AAPM)等国际组织机构或国家相关组织机构发布的 DRL 数值见表 6-1。

表 6-1　不同组织机构发布的参考剂量水平

检查	机构		
	IAEA	IPEM	AAPM
胸部后前位	0.4	0.3	0.25
胸部侧位	1.5	1.5	1.5
腹部前后位	10	10	4.5
骨盆前后位	10	10	—

4. 成像技术参数　必需的技术参数要合理组合,具体包括摄影设备、标称焦点、管电技术参数压、总滤过、滤线栅性能、摄影距离、照射野控制、曝光时间、防护屏蔽等。

标准影像必须遵守下列一般原则:影像能满足诊断学要求;影像标注完整、无误;无技术操作缺陷;用片尺寸合理,分格规范,照射野大小适当;影像整体布局美观,无影像变形;做好检查部位外的防护;密度值控制在 0.25~2.0。

在影像质量标准的讨论中,对照片上不同的摄影部位规定了不同的密度范围(表 6-2)。值得注意的是,不同的诊断医师对影像密度有不同的评价要求。

表 6-2　不同摄影部位的影像密度

解剖部位	影像密度	解剖部位	影像密度
肺野第二前肋间	1.70±0.05	软组织	1.7~1.8
肺门	0.75±0.05	关节腔	0.9~1.1
肺周边部	0.65±0.05	骨皮质区	0.4~0.5
心影部	0.40±0.02	髌骨重叠区	0.4~0.5
膈下部(肝区)	0.35±0.02	胫骨上段中点	0.55~0.65

5. 环境因素　常规影像照片是一种黑白负片,必须借助 X 线观片灯,通过透射光将照片的光密度分布转换为光的空间强度分布,形成视觉可见影像。所以观片室环境与观片灯性能也要列入质量管理。数字成像是用电子显示设备进行图像观察的,显示设备的亮度、表面反射等会影响诊断,对环境要求也很严格。

　　本章主要讲解了 CT 扫描成像的基本过程、多层螺旋 CT 的成像特点、CT 数据采集基本原理、CT 图像重建及重建算法。本章还讲解了图像管理的基本概念、质量管理方法及影像质量评价的方法。学习本章节,要掌握成像原理相关的层厚、层间隔、体素、螺距、窗口技术及部分容积效应等基本概念;要养成开展正规化、标准化影像质量管理与控制的习惯。

（罗雪莲　宁绍爽）

 思考题

1. 简述 CT 扫描成像的基本过程。
2. 简述多层螺旋 CT 的成像特点。
3. 16 层以上螺旋 CT 的图像重建预处理方法有哪些?
4. 采用傅立叶方法重建图像的优点有哪些?
5. 简述多层螺旋 CT 的成像特点。
6. 简述层厚、层间隔、体素的概念。
7. 简述窗口技术。
8. 什么是部分容积效应?

第七章 | MRI 成像理论

07章 数字资源

1. 知识目标:掌握常见的扫描参数的定义、磁共振信号的来源、磁共振加权像的分类;熟悉磁共振信号的空间定位、K空间的基本概念及常见的脉冲序列类型;了解图像质量控制措施。

2. 能力目标:能够描述磁共振信号的来源;能够区别常见序列的图像。

3. 素质目标:提升职业技能水平;培养精益求精的精神;培养良好的工作习惯。

第一节 成像原理

磁共振成像(magnetic resonance imaging,MRI)是断层成像的一种,它利用磁共振现象从人体中获得电磁信号,并重建出人体信息。

一、进入磁场后人体内质子的变化

人体内质子不计其数,每毫升水中的质子数就达 3×10^{22} 个。进入主磁场前人体内质子的排列杂乱无章(图7-1)。进入主磁场(B_0)后,人体内的质子产生的小磁场不再是杂乱无章,而是呈有规律的排列。进入主磁场(B_0)后,质子产生的小磁场有两种排列方式,一种是与主磁场方向平行且方向相同,另一种是与主磁场平行但方向相反,处于平行同向的质子略多于处于平行反向的质子。平行同向的质子处于低能级,平行反向的质子处于高能级,最后产生一个与主磁场方向一致的宏观纵向磁化矢量(图7-2)。

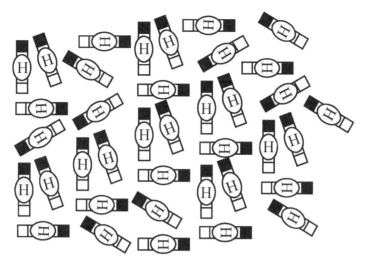

图 7-1　进入主磁场前人体内质子的排列杂乱无章

与 B_0 同向（低能量）

M

与 B_0 反向（高能量）

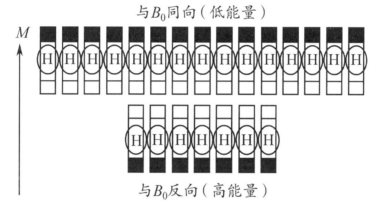

图 7-2　进入主磁场前后人体内质子的核磁状态变化

二、磁共振信号的产生

磁共振接收线圈只能采集到旋转的宏观横向磁化矢量,而宏观横向磁化矢量切割接收线圈而产生的电信号实际上就是原始的磁共振信号。在 MRI 中,无论是何种脉冲序列、加权像,只要在 MR 信号采集时刻,某组织的宏观横向磁化矢量越大,其切割接收线圈产生的磁共振信号越强,在 MR 图像上该组织的信号强度就越高。下面介绍的是宏观横向磁化矢量的几种基本采集方式,不同的采集方式采集得到不同类型的磁共振信号。

（一）自由感应衰减信号

接受某种射频脉冲如 90° 脉冲的激发,组织中将产生宏观横向磁化矢量,射频脉冲关闭后组织中的宏观横向磁化矢量由于受 T_2 弛豫和主磁场不均匀双重因素的影响,而以指数形式较快衰减,即自由感应衰减。如果利用磁共振接收线圈直接记录横向磁化矢量的这种自由感应衰减,则得到的磁共振信号就是自由感应衰减信号。

（二）自旋回波信号

90° 射频脉冲激发后,组织中将产生宏观横向磁化矢量,射频脉冲关闭后,由于主磁场的不均匀造成了质子群失相位,组织中的宏观横向磁化矢量逐渐衰减。到 Ti(TE/2)时刻,施加一个 180° 聚相脉冲,质子群逐渐聚相位,组织中宏观横向磁化矢量逐渐增大;到了 2 倍 Ti(TE)时刻,质子群得以最大程度聚相位,组织中宏观横向磁化矢量达到最大值,从此时刻开始,质子群又逐渐失相位,组织中的横向宏观磁化矢量又逐渐衰减。利用接收线圈记录这种宏观横向磁化矢量的变化过程,将得到自旋回波。把 90° 脉冲中点到回波中点的时间间隔称为回波时间(echo time, TE)。

(三)梯度回波信号

梯度回波是利用读出梯度场的切换产生回波。射频脉冲激发后,在频率编码方向上先施加一个梯度场,这个梯度场与主磁场叠加后将造成频率编码方向上的磁场强度差异,该方向上质子的进动频率也随之出现差异,从而加快了质子群的失相位,组织的宏观横向磁化矢量很快衰减到零,把这一梯度场称为离相梯度场。这时立刻在频率编码方向施加一个强度相同方向相反的梯度场,原来在离相位梯度场作用下进动频率慢的质子进动频率加快,原进动频率快的质子进动频率减慢,这样由于离相位梯度场造成的质子失相位将逐渐得到纠正,组织的宏观横向磁化矢量逐渐恢复,经过与离相位梯度场作用相同的时间后,因离相位梯度场引起的质子失相位得到纠正,组织的宏观横向磁化矢量逐渐恢复直到信号幅度的峰值,把这一梯度场称为聚相位梯度场;从此时间点后,聚相位梯度场又变成离相位梯度场,组织的宏观横向磁化矢量又开始衰减直至零。利用接收线圈记录宏观横向磁化矢量的变化过程将得到一个回波信号。由于这种回波的产生仅利用读出梯度场切换产生,因此被称为梯度回波。

三、磁共振信号的空间定位

磁共振信号的三维空间定位是利用三套梯度线圈产生的梯度磁场来实现的。利用梯度线圈产生的梯度磁场让来自不同位置上的磁共振信号带有不同的空间定位信息,通过数学转换解码,就可以将 MR 信号分配到各个像素中。MR 信号的空间定位包括层面和层厚的选择、频率编码、相位编码。

(一)层面和层厚的选择

通过控制层面选择梯度场和射频脉冲来完成 MR 图像层面和层厚的选择。以 1.5T 磁共振仪为例,在 1.5T 的场强下,质子的进动频率约为 64MHz。我们要进行横断面扫描,首先要进行层面的选择,必须在上下方向(即 Z 轴方向)上施加一个梯度场,Z 轴梯度线圈中点位置(G_0)由于磁场强度仍为 1.5T,因而该水平质子的进动频率保持在 64MHz。从 G_0 向头侧磁场强度逐渐降低,因而质子进动频率逐渐变慢,头顶部组织内质子的进动频率最低;从 G_0 向足侧磁场强度逐渐增高,则质子进动频率逐渐加快。单位长度内质子进动频率差别的大小与施加的梯度场强度有关,施加的梯度场强越大,单位长度内质子进动频率的差别越大。如果施加的梯度场造成质子进动频率的差别为

1MHz/cm，而我们所用的射频脉冲的频率为 63.5~64.5MHz，那么被激发的层面的位置（层中心）就在 Z 轴梯度线圈中点（G_0），层厚为 1cm，即层厚范围包括了 Z 轴梯度线圈中点上下各 0.5cm 的范围。

在检查部位与层面选择梯度线圈的相对位置保持不变的情况下，层面和层厚受梯度场和射频脉冲影响的规律如下：

1. 梯度场不变，射频脉冲的频率增加，则层面的位置向梯度场高的一侧移动。
2. 梯度场不变，射频脉冲的带宽加宽，层厚增厚。
3. 射频脉冲的带宽不变，梯度场的场强增加，层厚变薄。

（二）频率编码

在完成了层面选择后我们还必须进行层面内的空间定位编码。层面内的空间定位编码包括频率编码和相位编码。傅里叶变换可以区分出不同频率的 MR 信号，但首先必须让来自不同位置的 MR 信号包含不同的频率，采集到混杂有不同频率的 MR 信号后，通过傅里叶变换才能解码出不同频率的 MR 信号，而不同的频率代表不同的位置。

以头颅的横断面为例，一般以前后方向为频率编码方向，我们在 MR 信号采集的时刻在前后方向上施加一个前高后低的梯度场，这样在前后方向上质子所感受到的磁场强度就不同，其进动频率即存在差别，前部的质子进动频率高，而后部的质子进动频率低。这样采集的 MR 信号中就包含不同频率的空间信息，经傅里叶转换后不同频率的 MR 信号就被区分出来，分配到前后方向各自的位置上。

（三）相位编码

在前后方向上施加了频率编码梯度场后，经傅里叶转换的 MR 信号仅完成了前后方向的空间信息编码，我们必须对左右方向的空间信息进行相位编码，才能完成层面内的二维定位。

相位编码与频率编码梯度场不同的是：

1. 梯度场施加方向不同，应该施加在频率编码的垂直方向上，如果频率编码梯度场施加在前后方向，则相位编码梯度场施加在左右方向。

2. 施加的时刻不同，频率编码必须在 MR 信号采集的同时施加，而相位编码梯度场必须在信号采集前施加，在施加相位梯度场期间，相位编码方向上（以左右方向为例）的质子将感受到不同强度的磁场（如左高右低），因而将出现左快右慢的进动频率，由于进动频率的不同，左右方向各个位置上的质子进动的相位将出现差别。这时关闭左右方向的相位编码梯度场，左右方向的磁场强度的差别消失，各个位置的质子进动频率也恢复一致，但前面曾施加过一段时间梯度场造成的质子进动的相位差别被保留下来，这时采集到的 MR 信号中就带有相位编码信息，通过傅里叶转换可区分出不同相位的 MR 信号，而不同的相位则代表左右方向上的不同位置。

由于傅里叶转换的特性，它区分不同频率的 MR 信号能力很强，但区分 MR 信号相位差别的能力较差，只能区分相位相差 180° 的 MR 信号。所以 MR 信号的相位编码需要多次重复进行,如果是矩阵为 256×256 的 MR 图像需进行 256 次相位编码方能完成,也就是说需要用不同的相位编码梯度场重复采集 256 个 MR 信号,不同的相位编码梯度场得到的 MR 信号也称相位编码线,填充在 K 空间相位编码方向上的不同位置上,经过傅里叶转换,才能重建出合乎空间分辨力要求的图像。

四、磁共振的加权成像

(一)加权的概念

所谓加权即重点突出某方面的特性。之所以要加权是因为在一般的成像过程中,组织的各方面特性(如 T_1 值、T_2 值、质子密度)均对 MR 信号有贡献,几乎不可能得到仅纯粹反映组织一种特性的 MR 图像,通过利用成像参数的调整,使图像主要反映组织某方面特性,而尽量抑制组织其他特性对 MR 信号的影响,这就是"加权"。T_1 加权成像是指这种成像方法重点突出组织纵向弛豫差别,而尽量减少组织其他特性如横向弛豫等对图像的影响;T_2 加权成像重点突出组织的横向弛豫差别;质子密度加权像则主要反映组织的质子含量差别。

(二)T_1 加权像

T_1WI 主要反映组织纵向弛豫的差别。在 T_1WI 上,组织的 T_1 值越小,其 MR 信号越强。在 SE 序列中如果选用很短的 TE 则基本剔除了组织 T_2 值对图像对比的影响,而选择一个合适短的重复时间(TR),在每一次 90° 脉冲激发前不同的组织由于纵向弛豫的快慢不同,已经恢复的宏观纵向磁化矢量就不同,90° 脉冲后产生的宏观横向磁化矢量也不同,这时马上利用 180° 脉冲产生回波,采集的 MR 信号主要反映组织的纵向弛豫差别,即 T_1WI。在 1.5T 机器上,TR 一般为 300~600ms,TE 一般为 15~25ms。

(三)T_2 加权像

T_2WI 主要反映组织横向弛豫的差别。在 T_2WI 上,组织的 T_2 值越大,其 MR 信号越强。在 SE 序列中如果选用很长的 TR,这样保证每次 90° 脉冲激发前各种组织的纵向磁化矢量都已回到平衡状态,就可以基本剔除组织的纵向弛豫对图像对比的影响。90° 脉冲激发后,各组织的宏观横向磁化矢量将由于 T_2 弛豫而发生衰减,由于各组织的 T_2 弛豫快慢不一,在某同一时刻,各组织的宏观横向磁化矢量就会存在差别,利用 180° 脉冲在一个合适的时刻,产生一个自旋回波,这样采集的 MR 信号主要反映各种组织残留宏观横向磁化矢量的差别,也即 T_2 弛豫差别,得到的图像即 T_2 加权像。在 1.5T 机器上,TR 一般为 2 000~2 500ms,TE 一般为 90~120ms。

(四)质子密度加权像

质子密度加权主要反映不同组织间质子含量的差别。质子密度越高,MR 信号强度越大。选用比组织 T_1 值显著长的 TR(1 500~2 500ms),在很长的 TR 时间内所有质子在下一个 90° 脉冲周期来到时已全部释放出能量,得到充分恢复,此时 MR 信号就和组织

T_1 无关（不受 T_1 影响），若再选用比组织 T_2 值明显短的 TE（15~25ms），则 T_2 信号也较弱，此时的回波信号只受质子密度的影响。质子密度加权像（PDWI）是采用长 TR 和短 TE 来减少 T_1 和 T_2 的信号强度，而突出了质子密度信号。

同一个患者的脑部横断面成像（图 7-3），分别为 SE 序列获得的 T_1WI、T_2WI 和 PDWI。

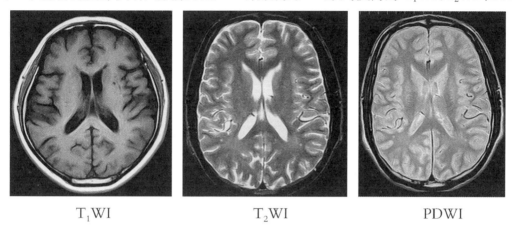

T_1WI	T_2WI	PDWI

图 7-3　同一病人的横断面脑部成像

五、K 空间的基本概念

（一）K 空间概念
K 空间也称傅里叶空间，是带有空间定位编码信息的 MR 信号原始数据的填充空间。

（二）K 空间的基本特性
以矩阵为 256×256 的二维 MR 图像为例来介绍一下 K 空间的基本特性。在二维图像的 MR 信号采集过程中，每个 MR 信号的频率编码梯度场的大小和方向保持不变，而相位编码梯度场的方向和场强则以一定的步级发生变化，每个 MR 信号的相位编码变化一次，采集到的 MR 信号填充 K 空间 Ky 方向的一条线，因此把带有空间信息的 MR 信号称为相位编码线，也称 K 空间线或傅里叶线。

一般的 K 空间是循序对称填充的。填充 Ky=−128 的 MR 信号的相位编码梯度场为左高右低，梯度场强最大。填充 Ky=−127 的 MR 信号的相位编码梯度场仍为左高右低，但梯度场强有所降低。保持梯度场方向不变，但梯度场强逐渐降低。到填充 Ky=0 的 MR 信号时，相位编码梯度场等于零。此后相位编码梯度场方向变为右高左低，梯度场强逐渐升高，到采集填充 Ky=+128 的 MR 信号时，相位编码梯度场强达到最高。K 空间相位编码方向上 Ky=0 两侧的各 MR 信号是镜像对称的，即 Ky=−128 与 Ky=+128 的相位编码梯度场强一样，但方向相反，依此类推。

从 Ky 方向看，填充在 K 空间中心的 MR 信号的相位编码梯度场为零（Ky=0），这时 MR 信号强度最大，主要决定图像的对比，而不能提供相位编码方向上的空间信息，我们把这一条 K 空间线称为零傅里叶线。而填充 K 空间最周边的 MR 信号的相位编码梯度场强度最大（Ky=-128 和 Ky=+128），得到的 MR 信号中各体素的相位差别最大，能提供相位编码方向的空间信息，而由于施加的梯度场强度大，MR 信号的幅度很小，因而其 MR 信号主要反映图像的解剖细节，对图像的对比贡献较小。

从 Kx 方向看，即在每一条相位编码线的频率编码方向上，频率编码的数据是由从回波信号的采样得到的。因为回波信号在时序上是对称的，因此 K 空间的 Kx 方向也是对称的。

K 空间阵列中每一个点上的信息均含有全层 MR 信息，而图像阵列中的每个点（即像素）的信息仅对应层面内相应体素的信息。

（三）K 空间的填充方式

常规 MRI 序列中，K 空间最常采用的填充方式为循序对称填充。

采用 K 空间中央优先采集技术，先采集填充 Ky=0 附近的一部分相位编码线，然后再采集 K 空间周边的相位编码线。此种填充方式在透视触发和对比增强磁共振血管成像（CE-MRA）时应用较多。

此外，K 空间还可以采用迂回轨迹、放射状轨迹和螺旋状轨迹等其他多种填充方式。

第二节　基　本　概　念

一、矩　　阵

矩阵是指 MR 图像层面内行和列的数目，也就是频率编码和相位编码方向上的像素数目。频率编码方向的像素多少不直接影响图像采集时间；而相位编码方向的像素数目决定于相位编码的步级数，数目越大，图像采集时间越长。

MR 的矩阵有采集矩阵和重建矩阵两部分，图像重建时利用内插技术可使重建矩阵大于采集矩阵。在一般的序列中，相位编码方向的点阵总是小于或等于频率编码方向的点阵，如频率方向的点阵为 256，则相位编码方向的点阵只能等于或小于 256。在调整采集矩阵的时候需要注意以下几点：

1. 在 FOV 不变的情况下，矩阵越大，空间分辨率越高。

2. 在 FOV 不变的情况下，矩阵越大，图像的信噪比越低。

3. 相位编码方向矩阵越大，采集时间越长。

4. 在其他参数不变的前提下，频率编码方向的矩阵越大，一般认为不直接增加采集时间，但会间接延长采集时间。

5. 像素的实际大小是由 FOV 与矩阵双重因素决定的，因此在调整矩阵时，应该根据空间分辨率的具体要求，结合 FOV 来设置矩阵。

6. 在设置矩阵时还需要考虑场强的因素，因为场强会直接影响图像的信噪比。

二、视　　野

视野（field of view, FOV）是指 MR 成像的实际范围,即图像区域在频率编码方向和相位编码方向的实际尺寸。在矩阵不变的情况下,FOV 越大,成像体素越大,图像层面内的空间分辨率越低。

一般的 FOV 是正方形的,但有些解剖部位各方向径线是不同的,如腹部横断面的前后径明显短于左右径,如果采用正方形 FOV,前后方向有较大的区域空间编码是浪费的,如果采用前后径短左右径长的矩形 FOV,如 30cm×40cm,则可充分利用 FOV。矩形 FOV 的短径只能选择在相位编码方向上,采用矩形 FOV 后,在空间分辨率保持不变的情况下,需要进行的相位编码步级数减少,因而采集时间成比例缩短。

设置 FOV 时应注意:

1. 根据检查需要确定 FOV。

2. 在体积较大解剖部位进行局部精细扫描时,应选用较小的 FOV,此时应选用无相位卷褶技术,以防扫描野范围以外部分的解剖部位影像卷褶到图像的另一端。

3. 采用矩形 FOV 时应将解剖径线较短的方向设置为相位编码方向。

4. 在矩阵不变的前提下,FOV 越大,图像的信噪比越高,但空间分辨率越低。

三、信　噪　比

信噪比（signal to noise ratio, SNR）是指图像的信号强度与背景随机噪声强度之比,是 MRI 最基本的质量参数。所谓信号强度是指某一感兴趣区内各像素信号强度的平均值;噪声是指同一感兴趣区等量像素信号强度的标准差。

临床上 SNR 可用下列方式来计算:

$SNR=SI_{组织}/SD_{背景}$,式中 $SI_{组织}$ 为组织某感兴趣区信号强度的平均值;$SD_{背景}$ 为背景噪声的标准差,其检测方法是在图像相位编码方向上视野内组织外选一感兴趣区,SD 为该感兴趣区信号强度的标准差。

影响图像 SNR 的因素有主磁场强度、脉冲序列、重复时间（TR）、回波时间（TE）、激励次数（NEX）、层厚、矩阵、FOV 等。单一因素改变时 SNR 变化的一般规律如下:

1. SNR 与主磁场强度成正比。

2. 自旋回波类序列的 SNR 一般高于 GRE 类序列。

3. TR 延长,SNR 升高。

4. TE 延长,SNR 降低。

5. SNR 与 NEX 的平方根成正比。

6. FOV 增大,SNR 升高。

7. 矩阵增大,SNR 降低。

8. 层厚增加，SNR 增加。

提高图像 SNR 的基本原则是提高受检组织的信号强度和降低噪声。

四、对比噪声比

MR 图像另一个重要的质量参数是对比度，对比度是指两种组织信号强度的相对差别，差别越大则图像对比越好。在临床上对比度常用对比噪声比（contrast to noise ratio，CNR）表示。

CNR 是指两种组织信号强度差值与背景噪声的标准差之比。具有足够信噪比的 MR 图像，其 CNR 受三个方面的影响：

1. 组织间的固有差别，即两种组织的 T_1 值、T_2 值、质子密度、运动等的差别，差别大者则 CNR 较大，对比较好。如果组织间的固有差别很小，即便检查技术用得最好，CNR 也很小。

2. 成像技术，包括场强、所用序列、成像参数等，选择合适的序列及成像参数可提高图像的 CNR。

3. 人工对比，有的组织间的固有差别很小，可以利用对比剂的方法增加两者间的 CNR，提高病变的检出率。

五、图像均匀度

图像的均匀度非常重要，均匀度是指图像上均匀物质信号强度的偏差，偏差越大说明均匀度越低。均匀度包括信号强度的均匀度、SNR 均匀度、CNR 均匀度。在实际检测中可用水模来进行，可在视野内取 5 个以上不同位置的感兴趣区进行测量。

第三节 脉 冲 序 列

一、基 本 概 念

影响组织磁共振信号强度的因素是多种多样的，如组织的质子密度、T_1 值、T_2 值、化学位移、液体流动、水分子扩散运动等都将影响其信号强度，如果这些影响因素掺杂在一起，通过图像的信号强度分析很难确定到底是何种因素造成的信号强度改变，因此不利于诊断。我们可以通过调整成像参数来确定何种因素对组织的信号强度及图像的对比起决定性作用。

可以调整的成像参数主要是射频脉冲、梯度场及信号采集时刻。射频脉冲的调整主要包括带宽（频率范围）、幅度（强度）、何时施加及持续时间等；梯度场的调整包括梯度场施加方向、梯度场场强、何时施加及持续时间等。因此我们把射频脉冲、梯度场和信号采集时刻等相关参数的设置及其在时序上的排列称为 MRI 的脉冲序列（pulse sequence）。

一般脉冲序列由五部分组成，即射频脉冲、层面选择梯度场、相位编码梯度场、频率编码梯度场及 MR 信号。

脉冲序列分为 FID 序列、自旋回波序列、梯度回波序列、杂合序列（采集到的 MR 信号有两种以上的回波）。

二、自旋回波序列

自旋回波（spin echo，SE）序列是 MRI 的经典序列。

（一）自旋回波序列的结构

SE 序列是由一个 90° 射频脉冲后随一个 180° 聚焦脉冲组成的，90° 脉冲产生一个最大的宏观横向磁化矢量，然后利用 180° 聚焦脉冲产生一个自旋回波（图 7-4）；把 90° 脉冲中点到回波中点的时间间隔定义为回波时间（TE），把两次相邻的 90° 脉冲中点的时间间隔定义为重复时间（TR）。

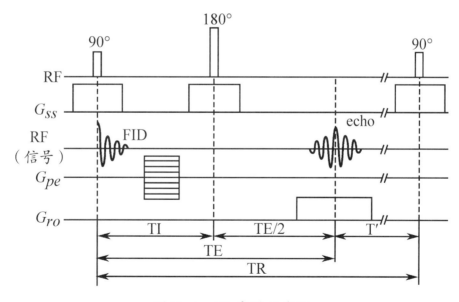

图 7-4　SE 序列示意图

（二）对比影响因素

临床成像时操作者根据需要可在一定范围内选择 SE 序列的 TR 和 TE。TE 实际上是 90° 射频脉冲激发后到自旋回波产生的时间。90° 射频脉冲激发后，组织中将产生一个最大的宏观横向磁化矢量，90° 脉冲关闭后，组织将发生横向弛豫，其横向磁化矢量将逐渐衰减。如果在 90° 脉冲激发后立即采集回波信号（选择很短的 TE），这时所有组织都还没有来得及发生横向弛豫（T₂弛豫），采集到的信号中就不会带有组织 T₂弛豫的信息，也就是说很短的 TE 可以基本剔除组织 T₂弛豫对图像的影响。如果 90° 脉冲关闭后，等很久才去采集回波信号（选择很长的 TE），这时所有组织的横向磁化矢量都已经完全衰减，线圈将探测不到磁共振信号。如果在 90° 脉冲关闭后，等待一段合适长的时间去采集回波信号（选择合适长的 TE），这时不同组织由于 T₂弛豫快慢不同残留下来的宏观横向磁化矢量大小就会不同，所采集的回波信号中将带有不同组织的 T₂弛豫信息。可见 TE 决定图像的 T₂弛豫成分，这里还要强调很短的 TE 可以剔除组织 T₂弛豫对图像对比的影响，合适长的 TE 将使组织的 T₂弛豫对图像对比产生影响。

TR 实际上是一次 90° 脉冲激发到下一次 90° 脉冲激发的等待时间，在这个等待过程中，回波信号已经采集完毕，而且回波采集完毕后还需要继续等待一段时间才施加下一个 90° 脉冲，如果等待时间很长（选择很长的 TR），下一个 90° 脉冲激发时，所有组织的宏观纵向磁化矢量已经完全恢复（T₁弛豫全部完成），90° 脉冲激发产生的宏观横向磁化矢量中就不会带有不同组织 T₁弛豫差别的信息，很长的 TR 可以基本剔除组织 T₁弛豫对图像对比的影响。如果这个等待时间很短（选择很短的 TR），所有组织还没有来得及发生 T₁弛豫，下一个 90° 脉冲激发时组织中就没有足够的宏观纵向磁化矢量，90° 脉冲激发后组织中将不会产生宏观横向磁化矢量，线圈也就探测不到回波信号。如果等待时间足够短（选择合适短的 TR），由于 T₁弛豫速度不同，下一个 90° 脉冲激发时不同组织中已经恢复的宏观纵向磁化矢量大小就不同，90° 脉冲激发后不同组织产生的宏观横向磁化矢量就不同，所采集的回波信号中就带有组织 T₁弛豫的信息。可见 TR 可以基本剔除组织 T₁弛豫对图像对比的影响，而合适短的 TR 将使组织的 T₁弛豫对图像对比产生影响。

三、快速自旋回波脉冲序列

（一）快速自旋回波技术

SE 序列在一次 90° 射频脉冲后利用一次 180° 复相脉冲，仅产生一个自旋回波信号，那么一幅矩阵为 256×256 的图像需要 256 次 90° 脉冲激发（NEX=1 时），即需要 256 次 TR，每次激发采用不同的相位编码，才能完成 K 空间的填充。与之不同的是，快速自旋回波脉（FSE）序列在一次 90° 射频脉冲激发后利用多个（2 个以上）180° 复相脉冲产生多个回波，每个回波的相位编码不同，填充 K 空间的不同位置（图 7-5）。

由于一次 90° 脉冲后利用多个 180° 脉冲，因而产生的不是单个回波，而是一个回波链，一次 90° 脉冲后利用多少个 180° 脉冲就会有多少个自旋回波产生，把一次 90° 脉冲后所产生的自旋回波数目定义为 FSE 序列的回波链长度（ETL）。在其他成像参数不变的情况下，ETL 越长，90° 脉冲所需要的重复次数越少（即 TR 次数越少），采集时间将成比例缩短，如果 ETL=n，则该 FSE 序列的采集时间为相应 SE 序列的 1/n，所以 ETL 也称为时间因子。

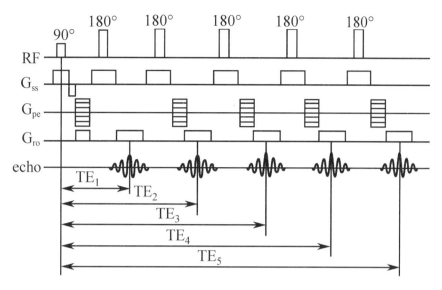

图 7-5　快速自旋回波序列示意图

（二）FSE 序列的优缺点

1. 优点

（1）成像速度快于 SE 序列。

（2）对磁场不均匀性不敏感,磁敏感伪影减少。

（3）运动伪影减少。

2. 缺点

（1）T_2 加权的脂肪信号高于 SE 序列的 T_2WI：回波链越长,回波间隙越小,脂肪组织信号强度增加越明显。

（2）由于回波信号的幅度不同导致图像模糊。

（3）能量沉积增加：因使用多个 180° 脉冲而引起人体能量的累积,特殊吸收率（SAR）增加,可引起体温升高等不良反应。

（4）不利于一些能够增加磁场不均匀的病变（如出血等）的检出。

（5）因回波链中每个回波信号的 TE 不同,与 SE 序列相比,FSE 序列的对比将有不同程度的降低。

四、反转恢复脉冲序列

用 180° 射频脉冲对组织进行激发,使组织的宏观纵向磁化矢量偏转 180°,即偏转到与主磁场相反的方向上,因此该 180° 脉冲也称为反转脉冲。把具有 180° 反转预脉冲的序列统称为反转恢复脉冲序列。

有 180° 反转预脉冲的序列具有以下共同特点：①由于 180° 脉冲后组织纵向弛豫过程延长,组织间的纵向弛豫差别加大,即 T_1 对比增加。②180° 脉冲后,组织的纵向弛豫过程中,其纵向磁化矢量从反向（主磁场相反方向）最大逐渐变小到零,而后从零开始到正向（主磁场相同方向），逐渐增大到最大，如果当某组织的纵向磁化矢量到零的时刻给予90°脉冲激发，则该组织由于没有宏观纵向磁化矢量，因此没有横向磁化矢量产生，该组织就不产生信号，利用这一特点可以选择性抑制某种 T_1 值的组织信号。③选择不同的反转时间（TI）可以制造出不同的对比，也可选择性抑制不同 T_1 值的组织信号。

（一）反转恢复（inversion recovery，IR）序列

IR 序列是个 T_1WI 序列，该序列先施加一个 180° 反转预脉冲，在适当的时刻施加一个 90° 脉冲，90° 脉冲后马上施加一个 180° 复相脉冲，采集一个自旋回波，实际上就是在 SE 序列前施加一个 180° 反转预脉冲。IR 序列中，把 180° 反转脉冲中点到 90° 脉冲中点的时间间隔定义为 TI，把 90° 脉冲中点到回波中点的时间间隔定义为 TE，把相邻的两个 180° 反转预脉冲中点的时间间隔定义为 TR。为了保证每次 180° 反转脉冲前各组织的纵向磁化矢量都能基本回到平衡状态，要求 TR 足够长，至少相当于 SET₂WI 或 FSET₂WI 序列的 TR 长度。因此 IR 序列中 T_1 对比和权重不是由 TR 决定的，而是由 TI 来决定的。

（二）快速反转恢复（fast inversion recovery，FIR）序列

了解反转脉冲的原理和 IR 序列后，FIR 序列的理解就非常简单了，IR 序列是由一个 180° 反转预脉冲后随一个 SE 序列构成的，而 FIR 序列则是一个 180° 反转预脉冲后随一个 FSE 序列构成的。由于 FIR 序列中有回波链的存在，与 IR 相比，成像速度大大加快了，相当于 FSE 与 SE 序列的成像速度差别。

五、梯度回波脉冲序列

梯度回波（gradient echo，GRE）是一种 MR 成像的回波信号，即其强度是从小变大，到峰值后又逐渐变小。自旋回波的产生是利用了 180° 复相脉冲，而梯度回波的产生则与之不同。

梯度回波是在射频脉冲激发后，在读出方向即频率编码方向上先施加一个梯度场，这个梯度场与主磁场叠加后将造成频率编码方向上的磁场强度差异，该方向上质子的进动频率也随之出现差异，从而加快了质子的失相位，组织的宏观横向磁化矢量很快衰减到零，我们把这一梯度场称为离相位梯度场。这时立刻在频率编码方向施加一个强度相同方向相反的梯度场，原来在离相位梯度场作用下进动频率慢的质子进动频率加快，原进动频率快的质子进动频率减慢，这样由于离相位梯度场造成的质子失相位将逐渐得到纠正，组织的宏观横向磁化矢量逐渐恢复，经过与离相位梯度场作用相同的时间后，因离相位梯度场引起的质子失相位得到纠正，组织的宏观横向磁化矢量逐渐恢复直到信号幅度的峰值，我们把这一梯度场称为聚相位梯度场。如图 7-6 所示。

在聚相位梯度场的继续作用下，质子又发生反方向的离相位，组织的宏观横向磁化矢量又开始衰减直至到零。这样产生一个信号幅度从零到大又从大到零的完整回波。由于这种回波的产生是利用梯度场的方向切换产生的，因此称为梯度回波。

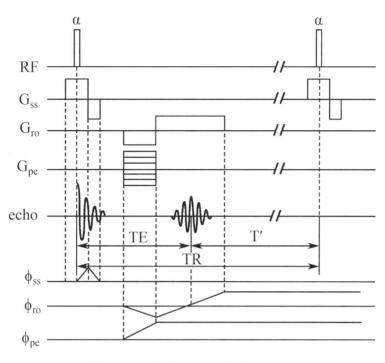

图 7-6 基本 GRE 序列及相位

1. 梯度回波序列的特点

（1）小角度激发，加快成像速度：在梯度回波中我们一般采用小于 90° 射频脉冲对成像组织进行激发，即采用小角度激发。射频脉冲施加后组织的宏观磁化矢量偏转的角度取决于射频脉冲的能量（由射频的强度和持续时间决定），小角度激发就是给组织施加的射频脉冲能量较小，造成组织的宏观磁化矢量偏转角度小于 90°。在实际应用中，我们通常称小角度脉冲为 α 脉冲，α 角常介于 10°~90°。

小角度激发有以下优点：①脉冲的能量较小，特殊吸收率（SAR）值降低；②产生宏观横向磁化矢量的效率较高，与 90° 脉冲相比，30° 脉冲的能量仅为 90° 脉冲的 1/3 左右，但产生的宏观横向磁化矢量达到 90° 脉冲的 1/2 左右；③小角度激发后，组织可以残留较大的纵向磁化矢量，纵向弛豫所需要的时间明显缩短，因而可选用较短的 TR，从而明显缩短 TA，这就是梯度回波序列相对 SE 序列能够加快成像速度的原因。

（2）反映的是 T_2^* 弛豫信息而非 T_2 弛豫信息：SE 序列的 180° 脉冲可剔除主磁场不均匀造成的质子失相位从而获得真正的 T_2 弛豫信息。GRE 序列中施加的离相位梯度长将暂时性增加磁场不均匀性，从而加速了质子失相位，因此 GRE 序列中离相位梯度场施加后，质子的失相位是由三个原因引起的：①组织真正的 T_2 弛豫；②主磁场不均匀；③离相位梯度场造成的磁场不均匀。GRE 序列中的聚相位梯度场只能剔除离相位梯度场造成的质子失相位，但并不能剔除主磁场不均匀造成的质子失相位，因而获得的只能是组织的 T_2^* 弛豫信息而不是 T_2 弛豫信息。

（3）GRE 序列的固有信噪比较低：射频脉冲关闭后宏观横向磁化矢量的衰减（即 T_2^* 弛豫）很快，明显快于 T_2 弛豫。GRE 序列利用梯度场切换产生回波，因而不能剔除主磁场不均匀造成的质子失相位,因此在相同的 TE 下,GRE 序列得到的回波的幅度将明显低于 SE 序列。另外,GRE 序列常用小角度激发,射频脉冲激发所产生的横向磁化矢量本来就比 SE 序列小。

(4)GRE 序列对磁场的不均匀性敏感:在 GRE 序列中,回波的产生依靠梯度场的切换,不能剔除主磁场的不均匀造成的质子失相位。因此,GRE 序列对磁场的不均匀性比较敏感。这一特性的缺点在于容易产生磁化率伪影,特别是在气体与组织的界面上。优点在于容易检出能够造成局部磁场不均匀的病变,如出血等。

(5)GRE 序列中血流常呈现高信号。

2. 常规 GRE 序列有两个特点

(1)射频脉冲激发角度小于 90°。

(2)回波的产生依靠读出梯度场(即频率编码梯度场)切换:把小角度脉冲中点与回波中点的时间间隔定义为 TE;把两次相邻的小角度脉冲中点的时间间隔定义为 TR。

3. 扰相 GRE 序列的原理 当 GRE 序列的 TR 明显大于组织的 T_2 值时,下一次 α 脉冲激发前,组织的横向弛豫已经完成,即横向磁化矢量几乎衰减到零,这样前一次 α 脉冲激发产生的横向磁化矢量将不会影响后一次 α 脉冲激发所产生的信号。但当 TR 小于组织的 T_2 值时,下一次 α 脉冲激发前,前一次 α 脉冲激发产生的横向磁化矢量尚未完全衰减,这种残留的横向磁化矢量将对下一次 α 脉冲产生的横向磁化矢量产生影响,这种影响主要以带状伪影的方式出现,且组织的 T_2 值越大、TR 越短、激发角度越大,带状伪影越明显。

为了消除这种伪影,必须在下一次 α 脉冲施加前去除这种残留的横向磁化矢量,采用的方法就是在前一次 α 脉冲的 MR 信号采集后,下一次 α 脉冲来临前对质子的相位进行干扰,消除这种残留的横向磁化矢量。

与常规 GRE 序列相比,扰相 GRE 序列唯一的不同就是在前一次 α 脉冲的回波采集后,下一次 α 脉冲来临前,在层面选择方向、相位编码方向及频率编码方向都施加了一个很强的梯度场,人为造成磁场不均匀,加快了质子失相位,以彻底消除前一次 α 脉冲的回波采集后残留的横向磁化矢量。

4. 常规 GRE 序列和扰相 GRE 序列的加权成像 与自旋回波类序列一样,利用常规 GRE 或扰相 GRE 序列可以进行加权成像,但由于施加的射频脉冲以及产生回波的方式不同,GRE 序列与自旋回波类序列也存在一些差别:

(1)一般自旋回波类序列均采用 90° 脉冲激发,因此图像的纵向弛豫成分(即 T_1 成分)由 TR 决定。而在 GRE 序列,激发角度小于 90°,且激发角度可随时调整,因此 GRE 序列图像的 T_1 成分受 TR 和激发角度双重调节。

(2)由于采用小角度激发,组织纵向弛豫所需的时间缩短,因此相对 SE 类序列来说,GRE 序列可选用较短的 TR。

(3)GRE 序列图像的横向弛豫成分(即 T_2 成分)也由 TE 来决定,但由于 GRE 序列采集的回波未剔除主磁场不均匀造成的质子失相位,仅能反映组织 T_2^* 弛豫信息,因此利用 GRE 序列仅能进行 T_2^*WI,而得不到 T_2WI。

六、平面回波成像序列

平面回波成像(echo planar imaging, EPI)是目前最快的 MR 信号采集方式,利用单次激发 EPI 序列可在数十毫秒内完成一幅图像的采集。

(一)EPI 技术

EPI 是在梯度回波的基础上发展而来的,EPI 技术本身采集到的 MR 信号也属于梯度回波。一般的梯度回波是在一次射频脉冲激发后,利用读出梯度场的一次正反向切换产生一个梯度回波;EPI 技术则与之不同,它是在一次射频脉冲激发后,利用读出梯度场的连续正反向切换,每次切换产生一个梯度回波,因而将产生多个梯度回波而有回波链的存在。因此,实际上 EPI 可以理解成"一次射频脉冲激发采集多个梯度回波"。

EPI 是在射频脉冲激发后利用梯度场连续的正反向切换,从而产生一连串梯度回波。利用相位编码梯度场与读出梯度场相互配合,完成空间定位编码。

由于 EPI 回波是由读出梯度场的连续正反向切换产生的,因此产生的信号在 K 空间内填充是一种迂回轨迹。这种 K 空间迂回填充轨迹需要相位编码梯度场与读出梯度场相互配合方能实现,相位编码梯度场在每个回波采集结束后施加,其持续时间的中点正好与读出梯度场切换过零点时重叠。

EPI 序列利用读出梯度场连续切换产生回波,先施加的是反向的离相位梯度场,然后切换到正向,成为聚相位梯度场,产生第一个梯度回波,正向梯度场施加的时间过第一回波中点后,实际上又成为正向的离相位梯度场,施加一定时间后,切换到反向,这时反向梯度场成为聚相位梯度场,从而产生与第一个回波方向相反的第二个梯度回波,反向梯度场施加的时间过第二个回波中点后又成为反向离相位梯度场。如此周而复始,产生一连串正向和反向相间的梯度回波,正由于 EPI 序列中这种正向和反向相间的梯度回波链,决定了其 MR 原始数据在 K 空间中需要进行迂回填充。

(二)EPI 序列分类

EPI 序列的分类方法主要有两种:一种按激发次数分类;另一种按 EPI 准备脉冲分类。

1. 按激发次数分类 根据激发次数可以将 EPI 序列分为单激发 EPI 序列(single shot EPI, SS-EPI)及多激发 EPI 序列(multi shot EPI, MS-EPI)。单激发 EPI 序列则是只需要一次射频脉冲激发,即可通过梯度场连续切换采集完所有的信号。多次激发 EPI(MS-EPI)是指一次射频脉冲激发后利用读出梯度场连续切换采集多个梯度回波,填充 K 空间的多条相位编码线,需要多次射频脉冲激发和相应次数的 EPI 采集及数据迂回填充才能完成整个 K 空间的填充。

2. 按 EPI 准备脉冲分类　EPI 本身只能算是 MR 信号的一种采集方式,并不是真正的序列,EPI 技术需要结合一定的准备脉冲方能成为真正的成像序列。其中有:

(1)梯度回波 EPI(GRE-EPI)序列:是最基本的 EPI 序列,结构也最简单,是在 90° 脉冲后利用 EPI 采集技术采集梯度回波链。GRE-EPI 序列一般采用 SS-EPI 方法来采集信号。GRE-EPI 序列一般用作 T_2^*WI 序列。

(2)自旋回波 EPI 序列:如果 EPI 采集前的准备脉冲为一个 90° 脉冲后随一个 180° 脉冲,即自旋回波序列方式,则该序列被称为 SE-EPI 序列。180° 脉冲将产生一个标准的自旋回波,而 EPI 方法将采集一个梯度回波链,一般把自旋回波填充在 K 空间中心,而把 EPI 回波链填充在 K 空间其他区域。由于与图像对比关系最密切的 K 空间中心填充的是自旋回波信号,因此认为该序列得到的图像能够反映组织的 T_2 弛豫特性,因此该序列一般被用作 T_2WI 或弥散加权成像(DWI)序列。SE-EPI 序列可以是 MS-EPI,也可以是 SS-EPI。

(3)反转恢复 EPI 序列:所谓反转恢复 EPI(IR-EPI)序列是指 EPI 采集前施加的是 180° 反转恢复预脉冲。实际上 IR-EPI 有两种:①在 GRE-EPI 序列前施加 180° 反转预脉冲,这种序列一般为 ETL 较短(ETL=4~8)的 MS-EPI 序列,常用作超快速 T_1WI 序列,利用 180° 反转预脉冲增加 T_1 对比,利用短 ETL 的 EPI 采集技术不但加快了采集速度,也可选用很短的 TE 以尽量剔除 T_2^* 弛豫对图像对比的污染。②在 SE-EPI 前施加 180° 反转预脉冲,这种序列可以采用 SS-EPI 或 MS-EPI,可作为液体衰减反转恢复(fluid attenuated inversion recovery, FLAIR)序列或 DWI 序列。

第四节　扫　描　参　数

一、层厚与层间距

(一)层厚

层厚是由层面选择梯度场强和射频脉冲的带宽来决定的,在二维图像中,层厚即被激发层面的厚度。

层厚与 MRI 图像质量及采集速度密切相关:

1. 层厚越厚,图像的空间分辨率越低。

2. 层厚越厚,图像的信噪比越高。

3. 层厚越厚,所需采集的层数越少,会相应缩短图像的采集时间。

设置层厚时应注意:

1. 与设备场强有关,低场机二维成像一般多采用大于 5mm 层厚,而高场机则多可采用小于 5mm 层厚。

2. 层厚设置与受检的脏器大小有关。

3. 层厚的设置与病灶的大小有关。

4. 当二维图像采集薄层扫描信噪比太低时,采用三维采集模式能大大提高图像的信噪比。

（二）层间距

层间距是指相邻两个层面之间的距离。MR 的层面成像是通过选择性的射频脉冲来实现的,由于受梯度场线性、射频脉冲的频率特性等影响,实际上扫描层面附近的质子也会受到激励,这样就会造成层面之间的信号相互影响,我们把这种效应叫层间交叉干扰。利用三维采集模式则没有层间距;二维采集模式时,为了避免层间干扰常需要有一定的层间距。

层间距增加,层间干扰减少;所需的层数可减少,从而缩短采集时间;图像在层面方向的空间分辨率降低,层间距较大时会遗漏病灶。

二、扫 描 方 位

扫描方位的正确与否对于充分显示病灶及其特征至关重要。CT 只能扫横轴位图像,而磁共振可任意方位扫描。不同的解剖部位应采用不同的扫描方位,原则是:

1. 轴位扫描是大部分脏器扫描的主要方位,磁共振扫描一般应扫两个以上扫描方位。

2. 病变处于边缘部位时扫描层面应垂直于病变与脏器的接触面,以保证在层面内可看到病变与相应脏器的正常组织。

3. 长条状结构的扫描层面应尽量平行于该结构的走向。

4. 显示血管内的流动效应,无论是流入性增强效应还是流空效应,扫描层面应尽量垂直于液体流动方向。

5. 观察左右对称性结构主要采用横轴位及冠状位扫描。

6. 两个方位都能显示病变时应选用采集时间更短的方位。

三、相位编码方向

相位编码方向的选择是 MRI 的重要技术,对于减少成像伪影及缩短成像时间至关重要。原则是:

1. 选择扫描层面上解剖径线较短的方向为相位编码方向,这样既可减少卷褶伪影,也可缩短成像时间。相位编码方向 FOV 减少 25%,能节省 1/4 扫描时间。

2. 除化学位移伪影发生于频率编码方向外,其余大多数伪影均发生于相位编码方向上,因此选择相位编码方向时应尽量避免伪影重叠于主要观察区。

3. 当根据解剖径线选择相位编码方向与伪影对图像的影响产生矛盾时,应优先选择减少伪影的方向为相位编码方向。

4. 选择相位编码方向时还应考虑受检脏器在不同方向上对空间分辨率的要求。

四、采 集 带 宽

采集带宽是指系统读出回波信号的频率,也就是单位时间内能够采集的采样点数。在回波采集点数一定的前提下,采集带宽越宽,采集一个回波所需要的时间越短。回波的读出(采样)是在施加频率编码(读出)梯度场过程中进行的,采集带宽越宽,回波采样速度越快,频率编码(读出)梯度所需施加的时间越短,但需要增加梯度场的强度,因此采集带宽实际上与频率编码梯度的频率带宽是一致的。

增加采集带宽可带来以下变化:

1. 缩短每个回波的采集时间。

2. 对于单回波的序列可以缩小最短的 TE,有利于快速 T_1WI 扫描。

3. 对于有回波链的序列(如 FSE、EPI 等),可以缩短回波间隙(ES)。

4. 单回波的最短 TE 缩短或回波链的 ES 缩短后,可通过缩短 TR 和延长 ETL 来缩短序列的采集时间。

5. 图像的化学位移伪影减轻。

6. 增加采样带宽后将采集到更多的噪声,图像的信噪比降低。增加采集带宽是为了加快采集速度或减少化学位移伪影;而减少采集带宽是为了增加图像的信噪比。

第五节 质 量 控 制

一、影响图像质量的因素

优质的图像必须能如实地反映人体的解剖结构,提供足够的诊断信息。通过分析,对图像质量进行评价,其中包括使用的技术参数和程序。这些参数能在客观上评价影像质量。

MR 图像上组织之间的对比度依赖于组织的特定参数(内在的)和操作者选择的参数(外在的)。内在的参数主要包括质子密度 P(H)、纵向弛豫时间(T_1)、横向弛豫时间(T_2)、化学位移、血流和脑脊液流动、分子扩散和组织灌注特性等。而外在的参数是脉冲序列参数,主要是指重复时间、回波时间和梯度回波中的翻转角。

（一）MR 图像特征参数及评价方法

1. MR 图像特征参数　对 MR 图像质量的评价有很多客观指标,但有些指标并非反映图像本身的质量,而是通过图像质量的变化反映机器性能及状态。MR 图像质量指标包括噪声、信噪比、对比度、分辨率、伪影等。

（1）噪声:指图像视野的随机信号,是图像信号的统计学差异。其主要来源为样体分子的热运动及系统的电子电路的电阻,是 MR 成像中应尽量避免的信号。

（2）信噪比:是指平均信号强度与平均噪声强度的比值。信噪比是衡量图像质量最重要的指标。它受多种因素影响,如磁场强度、像素大小、重复时间、回波时间、反转时间、层厚、FOV 大小、矩阵、信号平均次数等。

（3）对比度:是指不同兴趣区域的相对信号强度差,在不影响图像整体质量条件下,应尽量追求好的对比度。

（4）分辨率:是图像对样体细节结构的分辨能力,包括空间分辨率、密度分辨率及时间分辨率。

（5）伪影:是指除噪声外的非样体结构影像及样体结构的影像异位。其表现多种多样,是 MR 成像中应尽量避免的现象。

2. 特征参数评价

（1）噪声与信噪比:MR 的噪声主要来源于热噪声,它是由线圈电阻及物体"黑体"辐射所致。信号强度与体素的大小及平均自旋密度成正比。

MR 图像上信号及噪声的测量,首先利用统计学功能,选定一个信号最均匀、信号强度较高的区域作为兴趣区,并记录该兴趣区信号的平均值 M。接着将兴趣区移至主体影像以外的背景噪声区域,使兴趣区尽可能大些,计算其标准差 D。

$$SNR=M/D$$

如 M=860、D=20,则 SNR=860/20=43

（2）MR 图像对比度及对比度噪声比:仅具有高信噪比,不能产生高质量的 MR 图像,不同组织间的差异,特别是病理组织与健康组织间的差异同样非常重要,这就是组织对比度。组织对比度是指不同组织信号强度的相对差异,两种不同组织对比度:

$$C=|S_1-S_2|/|S_1+S_2|$$

C:对比度;S_1、S_2:分别代表两种组织的信号强度。

MR 图像的对比度是 MR 图像有别于其他影像的关键,多种因素都可影响 MR 图像的对比度及对比属性:

1）脉冲序列:自旋回波、反转恢复、梯度回波、流动编码序列等。

2）脉冲参数:TR、TE、TI、翻转角等。

3）对比剂:钆－二乙烯三胺五乙酸（Gd－diethylenetriamine pentaacetic acid, Gd－DTPA）等。

不同组织的对比,受相应参数的影响,在不同条件下,对比特征不同。在 SE 序列中,短 TR、短 TE,主要表现为 T_1 对比;长 TR、短 TE,主要表现为质子密度对比;长

TR、长 TE，主要表现为 T_2 对比。因此，将这些应用不同条件产生的不同对比特征的图像称为加权图像，即以表现某种特征组织参数为主，就称为某种加权或某种对比的图像。总之，MR 图像可以通过使用不同序列及条件，选择性地表现组织的磁共振特征参数。

MR 图像的对比度有时由于严重的噪声影响，不能真实反映图像质量。因此必须将噪声考虑在内，以对比噪声比来评价图像质量。两种相关组织的对比度噪声比代表两种组织的信噪比的差异。所以：

$$CNR=SNR_A-SNR_B$$

SNR_A 与 SNR_B 分别代表 A、B 两种组织的信噪比，CNR 表示对比度噪声比。

对比剂通过所具备的自由电子或高磁化率物质对自旋弛豫的影响，缩短 T_1 及 T_2 弛豫时间（或 T_1、T_2 弛豫率 R_1、R_2），从而影响组织间的对比。

（3）MR 图像分辨率：分辨率是所有影像质量评价的一项重要指标，它是指影像对样体细节的分辨能力，指在一定的对比度下，影像能够分辨的空间的最小距离。在影像学中，图像分辨率是通过每个像素表现出来的。图像分辨率常以平面分辨率来表示，平面分辨率是指平面内两个相互垂直方向的分辨率。图像的空间分辨率是二维像素对三维体素信息的反应能力。图像的空间分辨率是体素体积的函数。即：

图像的空间分辨率 $\propto$ 1/ 体素体积 = 采集矩阵 /FOV × 层厚

如视野为 256mm×256mm，矩阵为 128×256，层厚为 3mm，则其空间分辨率为 1/（1mm×2mm×3mm）。如果体素在三个互垂方向径线都相同（正立方体），称为各向同性空间分辨率，如 2mm×2mm×2mm。如果体素在三个互垂方向径线各不相同，则称为各向异性空间分辨率，如 1mm×2mm×3mm。体素越小，空间分辨率越好，但信号越低；反之亦然。

图像的分辨率除空间分辨率外，还可以以密度分辨率（信号强度）和时间分辨率的形式表现出来。密度分辨率即信号强度的差异，也就是对比度。它是空间分辨率的基础，没有密度分辨就没有空间分辨。时间分辨率是指同一组织结构不同时间的强度或状态的差异。

MR 图像质量是 SNR、空间分辨率、对比度及测量时间、伪影几个方面因素优化的结果，使用者也可根据不同的诊断需要设计不同的参数，以突出某些因素的作用，消除伪影的影响。

（二）MR 图像质量参数间相互影响

MR 图像的质量取决于影像的分辨率、对比度、信噪比和检查时间等。而影响上述内容的因素很多，如检查的部位、层面厚度、层间距离、脉冲激励次数、相位编码方向、像素多少，TR、TE、TI 的时间选择等。这些因素又互相联系，互相制约。

1. TR 的选择　增加 TR 可增加质子磁化强度，使信号幅值增大，并可增加多层面技术中的层面数，但同时增加了检查时间，降低了 T_1 成分，流动性物体的信号强度变小；减少 TR 可减少检查时间,增加 T_1 权重成分,增加流动性物体的信号强度,但降低了质子磁化强度,信号变弱,减少了层面数量。

2. TE 的选择　增加 TE 可增加 T_2 权重成分,增加了液体的信号强度,但降低了信噪比,减少了多层面技术中的层面数。减少 TE,能减少信号延迟,增加多层面技术中的层面数,但降低了 T_2 权重成分,减少了液体的信号强度。

3. 矩阵　增加矩阵可增加空间分辨率,但增加了检查时间,降低了信噪比;减少矩阵可缩短检查时间,增加信噪比,但降低了空间分辨率。

4. 层面厚度　层面厚度增加使检查部位的范围增大,信噪比增加,减少流动物体的信号强度,增加信号代表的组织厚度平均值,但降低了空间分辨率。层面厚度减小时减少了信号所代表的组织厚度,增加了流动物体的信号强度,但增加了噪声,降低了信噪比,减少了所要检查部位的范围。

5. 层面间距　层面间距增加可减少交叉激励所引起的人工伪影,可增加检查部位的范围,但容易遗漏位于层间距中的病变。减少层面间距易于发现微小病变,但减少了检查部位的范围,同时增加了交叉激励所引起的伪影。

6. 观察野　增大观察野可增加信噪比,同时减少了人工伪影,增加了检查部位范围,但空间分辨率有所降低;缩小观察野可增加空间分辨率,但降低了信噪比,增加了伪影,减少了解剖部位的观察。

7. 激励次数　增加激励次数则可增加信噪比,通过均值作用,有效地减少运动产生的伪影,但延长了检查时间;减少激励次数时,使检查时间减少,但降低了信噪比,增加了运动等产生的伪影。

8. 接收线圈　表面线圈可增加信噪比,减少远离脏器运动伪影及其他伪影。观察野较小,且影像不均匀,距表面线圈近处的信号强,距表面线圈远处的信号弱;体线圈的影像信号强度均匀,观察野大,增加了深部组织的信噪比,但表面组织信噪比降低,血流产生伪影严重,极易产生其他伪影。

（三）运动伪影

1. 生理性运动伪影　生理运动如心脏和大血管搏动、呼吸运动、血流以及脑脊液波动等引起的伪影成为降低图像质量最常见的原因。控制生理性运动伪影的措施如下:

（1）采用心电门控技术,在心动周期同一预定点上采集成像,可减少心脏和大血管搏动伪影。

（2）采用呼吸门控技术,调整相位编码与运动周期同步,消除呼吸运动伪影。

（3）缩短检查时间,如采用梯度回波成像、减少信号采集次数或改变矩阵等。

（4）通过预饱和技术,去除呼吸时腹壁运动引起的伪影。

（5）屏气,减少呼吸运动。

（6）使用腹带加压,以限制呼吸幅度。

2. 自主性运动伪影　人体自主运动如吞咽、眼球转动等,可在图像上产生各种不同

形状的伪影,造成图像模糊、质量下降。控制自主性运动伪影的措施如下:

（1）改变扫描参数,尽量缩短扫描时间,减少产生伪影的概率,如梯度回波技术的应用、减少信号采集次数、减少矩阵等。

（2）尽量使病人体位舒适,可用海绵块或带子进行固定。

（3）检查前向病人介绍检查过程,解释可能遇到的情况,如磁体内的噪声。

（4）对躁动病人,必要时给予镇静剂或使用 EPI 技术。

（四）金属异物伪影

金属物体在磁体中会产生涡流,局部形成强磁场干扰主磁场的均匀性,使周围旋进的质子很快丧失相位,而在金属体周围出现一圈低信号“盲区”或图像出现空间错位而变形失真。

病人体内或体表的金属异物不能带入磁体有两种原因:①金属异物可使图像产生金属异物伪影,影响诊断;②金属异物对病人有一种潜在的危险。例如外科手术夹可能因磁体磁性吸引脱落造成出血,剪刀、刀片等锐利物飞向磁体时刺伤病人。

在受检者进入磁体间前做好解析工作,不将金属物带入磁体间,金属伪影是很容易避免的。

二、改善图像质量的措施

与其他医学影像技术相比, MRI 是出现伪影最多的一种影像技术。根据产生的原因不同,可将伪影分为设备伪影、化学位移伪影、卷褶伪影、截断伪影和部分容积效应。

1. 设备伪影　是指机器设备所产生的伪影。它包括机器主磁场强度、磁场均匀度、软件质量、电子元件、电子线路以及机器的附属设备等所产生的伪影。设备伪影主要取决于生产厂家设计生产的产品质量,某些人为因素如机器设备的安装、调试以及扫描参数的选择、相互匹配不当也可出现伪影。

2. 化学位移伪影　是指脂肪与水的进动频率存在差异,此为化学位移,在图像上表现为脂肪与水的界面上出现黑色和白色条状或月牙状阴影,尤其在肾脏与肾周脂肪囊交界区表现突出。化学位移伪影仅发生在频率编码方向上,严重程度与主磁场场强成正比。

控制化学位移伪影的措施:①增加接收带宽,缩小 FOV,可减轻化学位移伪影,因带宽越窄,像素移动距离越大,产生化学位移伪影机会越多。②预饱和技术的应用使脂肪或水中的质子被预饱和,不再产生信号。③通过变换频率和相位编码方向,加以控制。④选用抑水和抑脂脉冲序列,去掉化学位移伪影的产生源。⑤选择适当的 TE 值,尽量调整 GRE 序列中脂肪和水同相位。

3. 卷褶伪影　是被检查解剖部位的大小超出了视野范围时,视野范围以外部分的解剖部位的影像移位或卷褶到 FOV 内的另一端。相位编码方向不同,卷褶伪影的位置也不同。横在相位编码方向上,相位移动超出去相位周期,视野外信号频率高于视野内信号频率。由于数据采集的间断性,计算机将视野外高频率信号误认为是低频率信号,被置于图像的另一端,从而在相位编码方向上出现伪影。

控制卷褶伪影的措施:①加大 FOV,卷褶多发生于边缘,对中间部分的兴趣区影响不大。②将相位编码方向设置在被检部位的最小直径上。

4. 截断伪影　系因数据采样不足所致。在图像中高、低信号差别大的交界区信号强度失准。在颈椎矢状位 T_1WI 上这种伪影比较常见,表现为颈髓内出现低信号线影。其他部位如颅骨与脑交界区、脂肪与肌肉交界区也可出现这种伪影。截断伪影仅发生在相位编码方向上。

控制截断伪影的措施:①加大采集矩阵;②减小 FOV;③过滤原始资料;④变换相位和频率编码方向;⑤改变图像重建的方法。

5. 部分容积效应　当选择的扫描层面较厚或病变较小,又骑跨于扫描层切层之间,周围高信号组织掩盖小的病变或出现假影,这种现象称为部分容积效应。

控制部分容积效应的措施:①选用薄层扫描;②改变选层位置,一般选成像面与交界面垂直;③减小 FOV。

本章小结　本章主要讲解了 MRI 的矩阵、FOV、信噪比、对比信号比、图像均匀度的概念;MRI 常见的扫描参数的定义;磁共振的加权成像及其质量控制。

（宁绍爽）

思考题

1. 回波时间、重复时间的概念是什么?

2. 简述 T_1WI 和 T_2WI。

3. K 空间的概念是什么? 其填充方式是什么?

4. 矩阵的概念是什么? 调整采集矩阵时需要注意的点是什么?

5. FOV 与矩阵的关系是什么?

6. 脉冲序列由哪些部分组成? 其分类有哪些?

7. 什么是梯度场? 其作用原理是什么?

附　录

实　验　指　导

实验一　照片质量原因分析

【实验目的】

掌握评价X线照片质量的各项指标,了解影响X线照片质量的各项因素,合理评价X线照片质量,并以此正确调整X线摄影技术。

【实验原理】

X线照片上的影像必须要充分表现出机体内部结构的差异,影像质量直接影响到X线诊断的准确性,所以提高胶片质量有十分重要的意义。实验表1列出了照片常见质量问题及原因。

实验表1　照片常见质量问题及原因

现象	原因
照片上出现白色的斑点,有的成簇状	增感屏不洁净,有污点;药温过高致药膜脱落
白色圆形低密度区	洗片时胶片上附有气泡
照片边缘出现条状或片状黑色区域	暗盒关闭不严,边缘和角部漏光
胶片一面感光,一面感光不足	暗盒内只有一面增感屏;暗盒内装有两张胶片
长条状药膜脱落	洗片时划伤
白色手指印	装卸片时手上带有定影药
黑色手指印	装卸片时手上带有显影药
树枝状、斑状、闪电状黑影	静电感光
胶片上缘未显影或未定影	显影槽或定影槽药水不够
未感光区不透亮	定影时间不足
大片状灰雾区	暗室操作离红灯太近,时间过长,或暗室有漏光
照片密度不够	曝光量不足;显影时间过短
照片密度太大	曝光量太大;显影时间过长
影像对比度差,曝光量正常	管电压过高;散射线多
整个照片影像模糊	运动模糊

【讨论】

1. 导致照片密度过高的原因主要有哪些？怎样预防？

2. 导致照片对比度过低的原因主要有哪些？怎样处理？

（罗雪莲）

实验二　自动洗片机、热敏打印机及喷墨打印机的使用

【实验目的】

1. 熟悉自动洗片机、热敏打印机（干式激光打印机）、喷墨打印机的结构，并对其基本维修和养护形成初步认识。

2. 掌握照片自动冲洗方法、激光打印机的激光胶片及喷墨胶片的打印方法，为临床实习打下良好的基础。

任务一　自动洗片机的使用

【实验原理】

自动洗片机工作流程：胶片显影—定影—水洗—干燥的冲洗程序。

1. 显影　胶片自送片托盘由手动向机动推送，一旦被自动传输辊筒夹住后，就将自行送入显影槽内。胶片被辊筒夹住的同时，自动补给系统将根据胶片尺寸向显影及定影槽内补充新液。

2. 定影　胶片显影后在辊筒传送下直接进入定影槽，胶片所携带的显影液，由显影槽和定影槽交界的两根压合很紧、又有一定弹性的橡胶辊筒挤出，从而免除了碱性显影液对定影液酸性的中和。定影温度为35~37℃，定影时间为12~24s。

3. 水洗　胶片自定影槽出来后，自动传送到水洗槽，由流动清水洗涤，且胶片在辊筒带动下不断上下活动，水洗温度为20~37℃。

4. 干燥　胶片水洗后，自动传送进入干燥流程，干燥温度为46~65℃，可调节。胶片干燥后即可送到出片口的收片槽内。

【实验器材】

自动洗片机、X线胶片。

【实验方法】

1. 自动洗片机的认识及教师演示其使用方法

（1）认识自动洗片机的基本构造：观察显影槽、定影槽的位置，显影液、定影液和水洗槽内水的补充及循环，干燥组件的位置，干燥风吹入的位置和方向。

（2）观察胶片的显影、定影、水洗和干燥过程：将显影槽、定影槽的盖子打开，把一张冲洗过的胶片从胶片的输入端输入到洗片机内，胶片在辊轴的驱动下按顺序进入显影槽→走出显影槽→然后进入定影槽→走出定影槽→进入水洗槽。测量整个冲洗胶片的时间。

（3）测量显影液、定影液的 pH 及温度。

（4）将自动洗片机安装好，恢复原来的工作状态。打开电源开关，预热约15min，等到洗片机上的

绿色指示灯"ready"亮了之后,将一张曝光的胶片从胶片的输入端输入到洗片机内,将冲洗后的照片在观片灯上进行观察,分析冲洗的质量。如果有质量问题,分析出现问题的原因。

2. 学生分组实操训练

（1）开机前的准备

1）开机前应检查机器内显影液、定影液是否正常,漂洗水是否通畅,滚轴是否清洁。

2）打开电源,观察洗片机自检信息,液温到达规定值时才能洗片。

3）正式洗片前应先放入测试过滤胶片,检查机器工作状态及过滤滚轴上的黏附物。

（2）洗片

1）等药水温度达到洗片条件,机器工作正常后进行洗片。

2）将胶片平直放入洗片机内,听到前胶片完全进入洗片机信号后,才能放入下一张胶片。

3）听到机器有异常声音时,应立即关闭洗片机,停止洗片,查清原因后再洗片。

4）洗片结束后关闭电源,关掉水源。

重复上面1）~4）的过程。将自动冲洗机提前预热15min左右,待"ready"指示灯亮后,将胶片放入自动冲洗机的输入端。

（3）维护保养

1）每天清洗洗片机滚轴及液槽,保持洗片机清洁。

2）每周更换显影液、定影液,定期更换水源的过滤器。

3）定期检查机器运转是否正常,发现问题及时通知维修人员进行修理,并填写维修记录。

【实验结果】

记录实验器材名称、型号、数量、冲洗胶片的条件、胶片冲洗及打印过程及胶片结果,并详细记录胶片冲洗过程中出现的问题及处理措施。书写实验报告。

【讨论】

1. 对自动洗片机冲洗的X线片和手工冲洗的X线片进行质量分析,比较各自的优缺点。

2. 如曝光参数出现偏差,用自动洗片机能否冲洗出X线片?

3. 自动洗片机与常规手工冲洗像比较,有哪些优缺点?

任务二 热敏打印机及喷墨打印机的使用

【实验器材】

热敏打印机（干式激光打印机）、喷墨激光打印机、热敏打印机胶片、喷墨打印机胶片。

【实验原理】

1. 干式激光打印机

（1）检取区中的吸力杯从胶片供应卡盒中吸起一张胶片,并将其送入垂直传送轴。

（2）垂直胶片传送轴将胶片下移至滚筒轴（曝光区）。

（3）滚筒轴将胶片推进至胶片滚筒。

（4）滚筒将胶片卡位并固定不动,同时扫描仪将图像写入胶片。

（5）滚筒轴将胶片送至垂直传送轴,然后传送轴将胶片上移至胶片显影器。

（6）当胶片通过显影器鼓时所产生的热能会冲洗胶片。

（7）胶片传送轴带动曝光的胶片穿过显像密度计，达到分拣器，然后输出至六个分拣器柜中的一个。

2. 喷墨打印机　热喷墨技术是让墨水通过细喷嘴，在强电场的作用下，将喷头管道中的一部分墨汁气化，形成一个气泡，并将喷嘴处的墨水顶出，喷到输出介质表面，形成图案或字符。

【实验方法】

1. 使用干式激光打印机打印 X 线照片

（1）激光打印机的认识：主要由实训教师对其结构及工作原理进行讲解，并由实训教师演示其使用方法。

（2）学生分组练习

1）开机：按开机键，机器预热。

2）装载胶片：①取出使用完片盒的后盖装在片盒的前面。②按下所需要的胶片的托盘的解锁按钮使其处于解锁状态，一手握住片盒把手，一手托住片盒将片盒取下。③取下片盒的盖子，取出内芯片托盘，将一盒新的胶片放入到盒内，用卡子卡好胶片的出口，盖上盖子。注意：胶片不要放反。④沿密封胶袋口将袋子撕开，一手扶住胶片盒，一手用力拉塑料包装袋取出包装袋，按下锁定按钮使其锁定，或将胶片盒插入机器槽内按下锁定按钮使其锁定，一手扶住胶片盒，一手用力拉塑料包装袋取出包装袋。抽出片盒盖子反插在其背面。⑤观察显示屏上的显示，等待其自行校准完成，进行下一步工作。

（3）打印胶片

1）选择打印的图像，进行合理的排版、正确的标记。

2）选择适当的胶片尺寸。

3）打印理想的胶片。

（4）关机

1）等待所有任务打印完毕。

2）按关机键。

2. 使用喷墨打印机打印 X 线照片

（1）喷墨打印机的认识：主要由实训教师对其结构及工作原理进行讲解，并由实训教师演示其使用方法。

（2）学生分组练习

1）开机：按开机键，机器预热。

2）检查该打印机墨盒墨量：

方法一：在电脑控制版面打开"打印机首选项"，查看设置中各墨盒中墨量百分比，如有墨盒内墨量缺失，请补充该墨盒相应颜色的打印墨水。

方法二：打开打印机的墨仓，直接观察各墨盒中的墨量，如有缺失，请在该墨盒内补充相应颜色的打印墨水。

3）装载胶片：沿密封胶片袋口将袋子撕开，取出适量胶片，用手触摸胶片分辨出胶片正反面（光滑一面是反面，粗糙一面是打印面）。注意：胶片不要放反。放好胶片后卡紧胶片卡槽，避免由于胶片放置歪斜而不出片。

4）打印胶片：①选择打印的图像，进行合理的排版、正确的标记。②选择适当的胶片尺寸。③打印理想的胶片。

5）关机：①等待所有任务打印完毕。②按关机键。

【实验结果】

记录实验器材名称、型号、数量、打印过程及胶片结果，并详细记录胶片打印中出现的问题及处理措施。书写实训报告。

【讨论】

1. 激光打印机及喷墨打印机出现卡片现象，如何正确地解决？

2. 喷墨打印机胶片反放后打印出来的效果如何？解决方案是什么？（打印出的胶片反面放置，在墨水没干的情况下可以用清水冲洗后晾干，再次使用。）

3. 激光打印机打印的数字图像、喷墨打印机的彩色图像与自动洗片机冲洗的模拟图像相比较，在图像质量上有哪些不同？

（王雪梅）

实验三　影像科设备见习

任务一　CR、DR 成像系统见习

【实验目的】

1. 掌握 CR、DR 的基本图像后处理功能。

2. 熟悉 CR、DR 的操作流程。

3. 了解 CR、DR 成像系统的组成。

【实验原理】

CR 的成像原理：透过人体的 X 线照射到 IP 板后，IP 板的光激励发光物质（PSL）将 X 线的能量以潜影的方式储存下来，完成影像信息的采集；影像读取系统用激光束扫描带有潜影的 IP 板，PSL 物质被激励，释放其储存的能量，发出的荧光被集成器收集送到光电倍增管，由光电倍增管将其放大并转换成电信号，经模/数转换器转换成数字信号，完成影像信息的读取与数字化；数字信息被送入计算机和数字图像处理系统，经处理后，形成最终的 CR 影像被显示和储存。

DR 成像原理：透过被照射物体后的 X 线信息转化为数字信息，经 FPD 采集后传入计算机，经计算机处理后恢复成可见的数字 X 线图像。数字 X 线图像具有良好的可处理特性，方便了图像的处理、传输、保存、打印等。

【实验准备】

1. 物品　观片灯、CR 和 DR 检查申请单等。

2. 器械　CR 机和 DR 机、激光胶片打印机。

3. 环境　医院影像科或实训室。

【实验方法】

1. 介绍 IP 板的构成、使用注意事项,IP 板信号的读取。

2. 介绍 FPD 的基本情况和图像采集。

3. 示范 CR、DR 的基本操作流程 被检者信息的录入、摄影体位选择、曝光条件设定、图像采集、图像打印等。

4. CR、DR 的图像处理功能 参数选择、灰度处理、窗宽与窗位的使用,以及图像的放大、缩小、翻转、测量等。

【讨论】

1. 对比 CR、DR 的成像过程异同,IP 板内 PSL 物质的工作原理,非晶硒型 FPD 与非晶硅型 FPD 相比较有何优势。

2. 常见的图像处理功能有哪些? 如何把一个曝光过度的图像,经过后处理调节后,形成满足临床诊断的图像?

（杨 蓉 王 帅）

任务二 DSA 工作流程见习

【实验目的】

1. 掌握 DSA 成像装置的整体结构,DSA 的工作流程。

2. 熟悉 DSA 的基本工作原理、过程,DSA 减影图像的特点。

3. 激发学生实际动手操作的兴趣。

4. 促使学生能够把理论与实践结合起来,有利于更好地了解 DSA 在介入手术的应用。

【实验准备】

1. 物品 观片灯、DSA 检查知情同意书、高压注射器等。

2. 器械 DSA、激光胶片打印机。

3. 环境 医院 DSA 检查室或实训室。

【实验方法】

1. 接通电源,打开外围设备,打开主机。

2. 被检者准备 去除相应异物,充分暴露被检查部位,嘱患者检查时不要活动。

3. 按照 DSA 的操作指令输入被检者的自然项目。

4. 按照实验指导教师的要求将患者或模拟人体合理安置于扫描床上并送入扫描野内的预定位置。

5. 根据预先设定的检查程序进行检查。

6. 显示出患者或模拟人体检查部位的图像进行后处理,之后打印出照片,对该部位进行图像分析。

7. 退出。

【实验结果】

1. 记录实验全过程。

2. 记录 DSA 成像装置的整体结构。

3. 记录分析 DSA 的常规操作流程。

（于学寿　王　帅）

任务三　CT 成像见习

【实验目的】

1. 进一步理解 CT 的成像原理、图像重建方法。

2. 认识 CT 成像的过程，熟悉 CT 的各种图像处理功能。

3. 了解 CT 各种图像后处理与图像质量的关系。

【实验原理】

CT 是用 X 线束（高度准直）对人体检查部位一定厚度的层面进行扫描，由探测器接收、测定透过该层面的 X 线量，转变为可见光后，由光电转换器转变为电信号，再经模/数转换器转为数字信号，输入计算机处理，此数字可转换成图像再摄于胶片或其他介质存储及以数字信号形式进行传输。

平扫是指不用对比剂增强或造影的扫描。增强扫描是指静脉注射离子-型或非离子-型碘对比剂后的扫描。对比剂进入体内后在各部位的数量和分布，常依各不同组织器官及病变的内部结构（主要为血管结构）的特点呈现一定的密度和形态差异，增强扫描显著地改善了某些器官 CT 检查的分辨率和与周围组织的对比度，从而提高诊断准确率。

【实验准备】

1. 物品　诊断显示器、CT 检查申请单等。

2. 器械　CT 机及其操作控制台（有条件的最好进行普通 CT 与螺旋 CT 的对比）。

3. 环境　医院影像科或实训室。

【实验方法】

1. 观看并了解 CT 主机、控制台和激光打印机。

2. 见习或实践一个部位 CT 检查成像的全过程。

3. 见习或实践不同的扫描方式、图像重建方法、各种图像处理功能。

（宁绍爽　王　帅）

教学大纲（参考）

一、课程性质

X 线摄影化学与图像处理是中等卫生职业教育医学影像技术专业的专业基础课程之一。本课程的主要内容包括模拟 X 线摄影化学的理论知识、数字影像的理论基础及图像处理技术等。本课程的主要任务是帮助学生学习、掌握模拟 X 线摄影成像原理，数字 X 线成像原理，了解 CT、MRI 技术的临床应用，提高学生的专业素质和职业能力，培养学生爱岗敬业的职业品质和熟练的职业技能，并为专业核心课程的学习奠定必要的基础。

二、课程目标

（一）职业素养目标

1. 具有敬佑生命、救死扶伤、甘于奉献、大爱无疆的职业精神，爱岗敬业，做到干一行、爱一行、精一技。

2. 具有高尚的医德医风和一心为患者着想的理念，做到诚信服务，树立节约意识。

3. 具有熟练的工作技能，做到学以致用，把专业知识转化为职业能力。

4. 具有团队协作意识，做到工作期间相互帮助，协同完成工作。

（二）专业知识和技能目标

1. 了解模拟 X 线摄影图像处理技术的临床应用。

2. 掌握 X 线摄影化学的原理。

3. 掌握基础的数字 X 线图像处理技术，具有独立的工作能力。

4. 能对 CT、MRI 影像进行一定的质量分析。

三、教学时间分配

教学内容	学时		
	理论	实践	合计
绪论	2		2
一、医用 X 线胶片及增感屏的结构与分类	4	2	6
二、医学影像打印机显示设备	6	2	8
三、数字影像基本理论	6		6
四、数字 X 线摄影成像理论	4	4	8
五、DSA 成像理论	4	2	6
六、CT 成像理论	6	4	10
七、MRI 成像理论	8		8
合　　计	40	14	54

四、教学内容和要求

| 单元 | 教学内容 | 教学要求 | 教学活动参考 | 参考学时 ||
				理论	实践
绪论		熟悉	理论讲授	2	
一、医用X线胶片及增感屏的结构与分类	（一）医用X线胶片的结构 1. 双面涂布型胶片的结构 2. 单面涂布型胶片的结构 3. T颗粒胶片 （二）医用X线胶片的种类及管理 1. 医用X线胶片的种类 2. 医用X线胶片的管理 （三）增感屏的结构与分类 1. 增感屏的结构 2. 增感屏的分类	了解 熟悉 熟悉 掌握 了解 掌握 掌握	理论讲授 多媒体演示 讨论	4	
	实验一：照片质量原因分析	掌握	技能实践 示教		2
二、医学影像打印机显示设备	（一）医用打印机及影像显示器 1. 医用打印机及影像显示器的分类 2. 医用打印机及影像显示器的结构 3. 医用打印机及影像显示器的主要技术参数 （二）自动洗片机 1. 基本结构 2. 安置方式 3. 自动冲洗技术对胶片和药液的要求 4. 加工程序 5. 自动洗片机的管理 （三）激光打印机 1. 湿式激光打印机 2. 医用干式打印机	掌握 了解 了解 掌握 掌握 了解 熟悉 熟悉 掌握 掌握	理论讲授 多媒体演示	6	
	实验二：自动洗片机、热敏打印机及喷墨打印机的使用	掌握	技能实践		2
三、数字影像基本理论	（一）数字影像基础 1. 模拟与数字 2. 矩阵与像素 3. 数字影像常用术语	熟悉 掌握 掌握	理论讲授 多媒体演示	6	

单元	教学内容	教学要求	教学活动参考	参考学时 理论	参考学时 实践
三、数字影像基本理论	（二）数字X线影像的形成 1. 信息采集 2. 量化 3. 数字图像转换 4. 显示 （三）数字影像处理 1. 图形滤过 2. 图像降噪 3. 图像强化 4. 图像重建 5. 灰阶处理 6. 频率处理 7. 均衡处理	 掌握 掌握 掌握 掌握 了解 了解 了解 了解 了解 了解 了解			
四、数字X线摄影成像理论	（一）计算机X线摄影 1. 成像原理 2. 四象限理论 3. 曝光指数 （二）数字X线摄影 1. 概述 2. 直接转换式平板探测器 3. 间接转换式平板探测器 4. 直接与间接方式性能比较 5. 乳腺摄影质量控制	 掌握 熟悉 了解 掌握 熟悉 熟悉 熟悉 了解	理论讲授 多媒体演示	4	
五、DSA成像理论	（一）基本原理 1. 成像原理 2. 成像方式 3. 减影方式 （二）特殊功能 1. 旋转和岁差运动 2. 步进	 掌握 熟悉 熟悉 了解 了解	理论讲授 多媒体演示	4	

单元	教学内容	教学要求	教学活动参考	参考学时	
				理论	实践
六、CT成像理论	（一）成像原理 1. X线的衰减和衰减系数 2. CT数据采集基本原理 3. CT的图像重建 4. CT的重建算法 5. 多层螺旋CT的成像特点 （二）基本概念 1. 层厚、间隔、体素 2. 螺距 3. 窗口技术 4. 视野 5. 部分容积效应 6. 重建函数 （三）图像质量控制 1. 基本概念、必要性和目标、程序及体系 2. 质量管理方法 3. 影像质量评价	 熟悉 熟悉 了解 了解 掌握 掌握 掌握 掌握 掌握 掌握 熟悉 熟悉 熟悉 熟悉	理论讲授 多媒体演示	6	
七、MRI成像理论	（一）成像原理 1. 进入磁场后人体内质子变化 2. 磁共振信号的产生 3. 磁共振信号的空间定位 4. 磁共振的加权成像 5. K空间的基本概念 （二）基本概念 1. 矩阵 2. 视野 3. 信噪比 4. 对比信噪比 5. 图像均匀度 （三）脉冲序列 1. 基本概念 2. 自旋回波序列 3. 快速自旋回波脉冲序列 4. 反转回复脉冲序列 5. 梯度回波脉冲序列 6. 平面回波成像序列	 掌握 掌握 熟悉 掌握 熟悉 掌握 掌握 掌握 掌握 掌握 熟悉 熟悉 熟悉 熟悉 熟悉 熟悉		8	

单元	教学内容	教学要求	教学活动参考	参考学时	
				理论	实践
七、MRI成像理论	（四）扫描参数				
	1. 层厚与层间距	掌握			
	2. 扫描方位	掌握			
	3. 相位编码方向	掌握			
	4. 采集带宽	掌握			
	（五）质量控制				
	1. 影响图像质量的因素	了解			
	2. 改善图像质量的措施	了解			
	实验三：影像科设备见习	学会	技能实践		10

五、大纲说明

（一）适应对象的参考学时

本教学大纲主要供中等卫生职业教育医学影像技术专业教学使用,总学时为 54 学时,其中理论教学 40 学时,实践教学 14 学时。

（二）教学要求

1. 全面落实课程思政建设要求,教学中应注意呈现思政元素,实现德、识、能三位一体育人。

2. 本课程对理论部分的教学要求分为掌握、熟悉、了解三个层次。"掌握"是指学生对所学的基本知识、基本理论有较深刻的认识,并能综合、灵活地运用所学的知识解决影像技术工作的实际问题;"熟悉"是指能够领会概念、原理的基本含义,解释常见现象;"了解"是指对基本知识、基本理论有一定的认识,能够记忆所学的知识要点。

3. 本课程对实践部分的教学要求分为掌握和学会两个层次。"掌握"是指能够独立、正确、规范地完成技术操作;"学会"是指在教师的指导下能够较为独立地完成技术操作。

（三）教学建议

1. 本课程的教学要积极贯彻理论联系实际的原则,充分调动学生的主动性、积极性。课堂教学应多采用实物、模型、操作和现代教育技术,并结合临床应用等形式,以增强学生的理解和操作能力;适当融入课程思政,以提高学生的职业素养。

2. 本课程是医学影像技术专业的主要技术课之一,教学中应注重理论和实践的结合,要求学生在掌握必要的专业理论知识的基础上,加强动手能力。各章的实验课应保证开出率,充分发挥实验室、附属医院、实习基地的作用,发挥任课教师、实验指导教师和实习医院带教教师的作用,同时搞好实验室的开放,创造条件,让学生尽可能多看、多操作,使学生在进入专业实践之前就能掌握一定的实践技能。

3. 要注意改革考核手段和方法,可通过提问、作业、平时测验、实验等"线上线下"相结合的方法综合评价学生成绩。

参考文献

［1］全国卫生专业技术资格考试用书编写专家委员会 . 2023 放射医学技术［M］. 北京：人民卫生出版社，2022.

［2］张晓康，张卫平 . 医学影像成像原理［M］. 3 版 . 北京：人民卫生出版社，2015.

［3］李月卿 . 医学影像成像理论［M］. 2 版 . 北京：人民卫生出版社，2010.

［4］王帅 . X 线摄影化学与暗室技术［M］. 3 版 . 北京：人民卫生出版社，2017.